PSYCHÉ

L'histoire de la sensibilité

Hubert FICHTE

PSYCHÉ

L'histoire de la sensibilité

(Extraits)

Traduit de l'allemand par
Professeur Maguèye KASSE
Professeur Ibrahima DIAGNE
Professeur Mamadou DIOP

L'Harmattan Sénégal

Mise en page de couverture : Buchez/Hinich/Walch, Francfort sur le Main
Composition et Photocomposition : Otto Gut Freund, Darmstadt
Impression : Wagner, Société à Responsabilité limitée, Nördlingen
Couverture : G Lacenaire, Reutlingen
Imprimé en Allemagne, 1990
ISBN 3-10-020725-9

10 VDN, Sicap Amitié 3, Lotissement Cité Police, DAKAR

http://www.harmattansenegal.com
senharmattan@gmail.com
senlibrairie@gmail.com

ISBN : 978-2-343-16370-3
EAN : 9782343163703

SOMMAIRE

AVANT-PROPOS

L'œuvre d'Hubert Fichte « Histoire de la sensibilité » est une œuvre non achevée du fait de la mort prématurée de l'auteur en 1986.

Elle n'en constitue pas moins un projet littéraire unique et encore totalement innovant.

Fichte traite d'un voyage autour du monde qui ne s'achève jamais, à savoir et plus particulièrement le long d'un monde que nous désignons dans ses frontières géographiques du nom de « Black Atlantic » depuis Paul Gilroy. Le projet unit une prose autobiographique expérimentale poursuivie durant toute sa vie à la tentative de penser de manière nouvelle la science des hommes sous le rapport de l'holocauste, de la bombe atomique, du colonialisme et de la faim globale. Bien qu'incomplet, le cycle comprend 18 volumes dont des textes spécialisés, des recensions littéraires, des interviews à caractère politique et des essais ethnographiques sur les syncrétismes religieux de l'Amérique du sud ou sur la psychiatrie en Afrique de l'ouest.

Fichte est un auteur qui s'intéresse à divers aspects, en particulier sa situation propre et ses obsessions - fils homosexuel, conçu hors mariage, d'un père juif, caché par sa mère durant le nazisme, il a grandi dans le contexte de l'Allemagne d'après-guerre. Il aime les cultures africaines et diasporiques africaines et se rend compte de l'impossibilité à dépasser la finitude du fait colonial, des formes de savoir anthropologique et ethnologique établies, de la pseudo politique antiraciste. Fichte s'intéresse à la résistance non violente, au combat politique et au tourisme, en particulier le tourisme sexuel, il en décrit à la fois les chances d'en sortir tout comme les catastrophes qui en sont perceptibles. Fichte n'a jamais trouvé la méthode opérante de même que la perspective fiable qu'il cherchait. On note dans beaucoup de ses romans, ses essais et feuilletons radiophoniques qui en constituent le projet, qu'il désespère de sa position d'intermédiaire partagé entre auteur à la veine poétique à la subjectivité à fleur de peau et chercheur/scientifique patient, journaliste politique et observateur sans ménagement de soi, à savoir de sa perception des choses et des autres, de sa sexualité, de sa curiosité. Son mode d'expression est concis, factuel, sans concession mais débordant dans le même temps, musical, bizarrement rugissant. Il mène le combat contre et avec les apories des formes de la connaissance et de la communication de même que sa propre implication et empêtrement dans les faits, tantôt de manière sarcastique et ensuite amèrement, agressive mais, dans le même temps toujours disposé à ne pas cacher ses propres limites. « Hubert Fichte : Amour et Ethnologie » trace une partie du voyage littéraire de Fichte et s'attaque ce faisant aux apories extérieures et peut-être encore de manière plus probable à celles adressables.

La traduction d'une série de romans, essais et textes de Fichte dans les langues des régions dont il est question est à la base de ce projet de plusieurs années : portugais, portugais-brésilien, espagnol-chilien, français, wolof, anglais-américain.

Nous avons engagé un échange avec des artistes des différentes aires linguistiques sur la base de ces traductions par l'intermédiaire de curateurs que nous avons invités à participer afin d'organiser des expositions qui accompagnent leur publication à Lisbonne, Salvador de Bahia, Rio de Janeiro, Santiago de Chili, New York, Dakar et Berlin.

Le projet « Hubert Fichte : Amour et Ethnologie » est conduit par la Haus der Kulturen der Welt (HKW) Berlin en collaboration avec Goethe-Institut et avec le soutien de la S. Fischer Stiftung et S. Fischer Verlag.

Le projet prévoit d'organiser une exposition et une conférence à l'étape de Dakar. Le livre « Psyché », qui en est le prétexte, fait partie de ce qu'on appelle les volumes de commentaires dans l'œuvre « Histoire de la sensibilité » et n'est pas répertorié en tant que tel. Fichte n'a pas pu le terminer. Le recueil publié en 1990 par Ronald Kay à la maison d'édition S. Fischer suit le projet de roman « Histoire de la sensibilité » de février 1986 esquissé peu avant sa mort par Hubert Fichte. Ce roman se base d'autre part sur un album photographique conçu par Fichte en 1985 avec sa compagne, la photographe Leonore Mau, également sous le titre « Psyché » qui ne paraît à titre posthume et dans cette forme qu'en 2006. Le tome de commentaires « Psyché » comprend en grande partie les voyages entrepris par Fichte en Afrique qui a parcouru à plusieurs reprises dans les années 70 et 80 le Sénégal, de même que la Tanzanie, le Kenya, le Togo et le Dahomey. Les recherches de caractère littéraire et ethnologique de Fichte se sont orientées vers les profonds changements politiques et culturels ainsi que les effets de la période postcoloniale et du néocolonialisme. Le traitement de la maladie mentale dans le champ des tensions nées de la rencontre de l'école de psychiatrie occidentale et des rites et méthodes de guérison traditionnelle constitue l'objet de ses recherches. Ses entretiens avec des psychiatres et des guérisseurs, au Togo mais principalement au département psychiatrique de l'hôpital de Fann du fait des expérimentations qui y sont menées, tout comme l'introduction de méthodes traditionnelles de guérison ainsi que de la connaissance qu'on en a également en Europe, constituent l'essentiel du livre.

Fichte confronte ces interviews avec les discussions menées avec le peintre Pap Samb (connu sous le nom de Papisto Boy) dans les peintures murales duquel Fichte retrouve de manière exemplaire son intérêt pour les formes d'expression populaire de l'école moderne syncrétique africaine. Il en est de même des interviews menées avec les anciens combattants de l'indépendance et devenus désormais présidents de la République de Tanzanie et du Sénégal, respectivement Julius K. Nyerere et Léopold Sédar Senghor.

On n'a pas intégré dans la présente traduction, pour des raisons de place, un texte de Fichte plus long sur le Dahomey/Bénin intitulé « Les gouttes tombent sur la forêt tropicale cernée de brume » et quatre autres textes parus dans le volume allemand à la section « Afrique », écrits en 1984 et 85 au cours des derniers voyages de Fichte au Sénégal, au Bénin et à Ouagadougou.

Diedrich Diederichsen et Anselm Franke

Psyché

Approche de la maladie mentale en Afrique

LES TERMES DE LA PSYCHÉ

Mardi 4 juillet 1978.

Je suis au Togo, aux abords de Lomé, au quartier Bé devant le marché de la sorcellerie.
Je vois des peaux d'oiseau,
Des carapaces de crocodile,
Des charognes de singe,
Des caméléons séchés,
Des serpents,
Des cornes de buffle,
Des mâchoires,
Une mer de mâchoires,
Des crânes de singe,
Des crânes de souris,
Des crânes d'éléphants avec des coloquintes,
Des branches,
Du poivre,
Des écorces,
Des cure -dents,
Des quéquettes en bois,
Des épines de porc-épic ; des étiquettes portant un aigle,
Des cartons remplis d'idéogrammes chinois,
Des boyaux,

Des sabots,

Je me tiens devant des pierres, des racines, des double-cloches, des bouteilles et les regarde fixement

On balaie.

On prépare des carrés dans le sable des rues.

Les objets sont placés les uns après les autres

Un jeune mange un sandwich en alignant les têtes de morts.

Les ongles de sa main droite sont vernis en bleu.

De même, on a étendu des restes de singe sur les toits en Eternit.

Le chef des marchands du marché de la sorcellerie dit :

Mon nom est Glole Kandiho Azomoudo.

Je suis né en 1918 à Lissasoume.

Je suis membre de l'Association des Guérisseurs Traditionnels de la République Populaire du Bénin.

Nous vivons ici au Togo.

Nous recevons notre courrier ici.

Nous allons cependant souvent en République populaire du Bénin.

En passant par Mono.

Nous sommes de l'ethnie Fon.

Grégoire

Tous les marchands de ce marché de la sorcellerie sont des Fons d'Abomey.

Ils viennent à Bé depuis 1950.

Le vieux Awino était leur premier chef.

Il est mort.

Il y a eu des difficultés en 1969 du fait de l'imposition.

Ils payaient des impôts au Dahomey et étaient obligés d'en payer aussi au Togo.

Docteur Ahyi les a aidés.

Ils ne payaient donc des impôts qu'au Togo.

Maintenant, ils n'ont plus besoin d'en payer ici

Si ce n'est pour acheter des tickets pour vendre au marché.

Les vendeurs, commençant par Grégoire :

Grégoire, le secrétaire et son apprenti Anagonou ,

Jacob et son apprenti Dansi,

Thomas n'a pas d'apprenti,

Dansi, clment.

Tohossi,

Frédéric,

Deregbo.

D'un autre côté, en commençant par la droite :

Ayassin et ses apprentis Adjapu et Sissou,

Le chef Azomoudo,

Severin et ses apprentis Dakosso et Besso,

Paul et son apprenti Ayeliwu,

Assiha et son apprenti Komi,

Adidan,

Aringdjassi, c'est un prêtre du Dieu Sagbata,

Victor,

Batremi,

Donjitang,

Victorin,

Seraphin,

Raphael,

Benoît,

Pascal-

Les marchands du marché de la sorcellerie de Bé célèbrent une fois l'an la fête de leur dieu protecteur Gû

Ils n'exposent pas dans ce cas leurs marchandises.

On bat le tam tam.

Gü (sic)est dans leur tête.

Les marchands emballent habituellement à six heures et demie leurs marchandises, en font des ballots qu'ils mettent dans leurs cases.

Les carrés vides ressemblent à des tombes. -

Efficacité ?

L'efficacité des moyens mis en œuvre parmi les clients, les malades, les fous, les prêtres, les ethnologues qui achètent des produits au marché de Bé ?

Efficacité dans des sociétés aussi fermées qu'au Togo ou au Dahomey ou au Bénin ?

Le Bokonor dit : Cette gousse agit de telle sorte que le voleur tombe malade et se dénonce lui-même s'il vole des bananes.

C'est ainsi qu'agit la gousse-le voleur se retient de voler.

Le propriétaire du bananier le croit.

Le voleur de même.

C'est ainsi que la gousse agit efficacement et le voleur se retient.

Le propriétaire le croit à juste titre.

Je fixe les pierres, les sabots, les peaux, les courges décorées, les cartons chinois, les caméléons séchés, des crânes d'éléphants, des crânes de singes, de chats, de serpents.

Empédocle me vient à l'esprit.

Ἤδη γάρ ποτ᾽ εγώ *γενόμην κούρός τε κόρη*

τε θάμνος τ᾽ οίωνός *τε* και ἐξ αλός ἔλλοπος ιχθύς.

« En effet déjà alors, moi, j'ai été à la fois jeune garçon et jeune fille, arbuste et oiseau, ainsi que poisson écailleux de mer ».

Les formules magiques du Mersebourg

Que soit le sang foulé,
Que soit le membre foulé :
Os à os,
Sang à sang,
Membre à membre,
Comme s'ils étaient collés

Daniel Casper von Lohenstein:

Ça dort et reste en silence / ce qui roseaux / ce qui feuillage / ce qui le ciel couvrent
Ni poisson qui traverse la mer / ni oiseau l'air
Par terreur de la tombe que j'ai découverte.

Novalis, Friedrich von Hardenberg:

Les disciples à Saïs

1. Le disciple

Les hommes marchent par des chemins divers. Qui les suit et les compare verra naître d'étranges figures ; figures qui semblent appartenir à cette grande écriture chiffrée qu'on rencontre partout : sur les ailes sur la coque des œufs dans les nuages dans la neige dans les cristaux dans les formes des rocs sur les eaux congelées à l'intérieur et à l'extérieur des montagnes des plantes des animaux, des hommes, dans les clartés du ciel, sur les disques de verre et de poix lorsqu'on les frotte et lorsqu'on les attouche : dans les limailles qui entourent l'aimant, et dans les étranges conjonctures du hasard... On y pressent la clef de cette écriture singulière et sa grammaire…

Johannes Bobrowski:

Rue, mon poison de deuil, viens,

Tant que je vis, c'est que j'aime, je sens

les doigts verts, les blanches racines,

plus profondes, les Blanches -

Et:

Pendez-le tête en bas,

Alors la falaise croîtra en lui entrant dans la bouche. -

Et dans un poème d'amour secret:

En montant vers ton sourcil

ma bouche

porte plumes et rameaux. -

Je suis au marché de la sorcellerie à Bé et regarde fixement les pierres, des os, des crânes, des racines, des double-cloches, des cartons, des bâtons en bois.

Des mains de singe.

Des pattes d'oiseau.

Les choses ont de l'emprise sur moi parce que j'étais une fois elles.

Des lettres.

Des baguettes jetées sur le sol ?

Les lettres de la psyché.

THANATOS ET PRIME TROPICALE.

DISCUSSIONS AU DÉPARTEMENT DE PSYCHIATRIE DE FANN DE DAKAR DE 1974 À 1985. *

- Les discussions menées en 1985 avec Assane et Dr. Momar Guèye, Médecin Chef du Département de psychiatrie de l'hôpital de Fann, qui terminent pour Hubert Fichte *les entretiens de Fann* se trouvent dans les raisons mentionnées en note dans la partie *Afrique* de la présente édition (p.521-528).

    - Assane : pp.283-284, 290-297.
    - Dr. Momar Guèye : pp. 478-496, 503-506.

C'est en 1973 que j'ai eu connaissance dans les Caraïbes, à Haïti, d'un asile psychiatrique africain où on essaie de combiner de la psychanalyse, de la chimiothérapie, de la chirurgie du cerveau avec des procédés traditionnels.

En 1974, j'ai été pour une première fois durant deux mois au Département psychiatrique de l'hôpital de Fann à Dakar au Sénégal.

Cancans

-L... Le chef de la société de psychanalyse à P. était tellement habitué à encaisser de l'argent qu'il a essayé d’exiger d’un étudiant qui lui dispensait des cours d’anglais un honoraire.

- Professeur Dr. C., Responsable du Département Psychiatrie à F., s’est étouffé en avalant une pilule, il meurt suite à un empoisonnement à un médicament, il s’est suicidé.

- Professeur Dr. D est revenu de l’enterrement avec un visage déformé et il est, depuis, paralysé.

Mais bien d’autres versions circulent.

- B il a, au sujet de l’argent donné gracieusement par des entreprises pharmaceutiques pour organiser une rencontre, Ah, comment dit-on encore…

- H a continué, après son attaque, à inviter des amis à des vols sur son avion privé.

-En atterrissant à Saint louis, il a oublié d’actionner le train d’atterrissage.

- Professeur Dr. J, Chef du Département Psychiatrie à A., publie des articles en dessous du niveau d’un élève de l’École primaire.

- Dr. X expérimente des neuroleptiques inconnus sur des patients.

- Dr. M ; ne s’intéresse aucunement aux malades mentaux ; Il se sert du Département Psychiatrie comme tremplin pour intégrer l’Organisation Mondiale de la Santé.

- Professeur Dr. C. s’est plaint auprès de l’Ambassade d’Allemagne du rapport de H.F. et essaie d’empêcher la publication de son article.

- L’Ambassade d’Allemagne a répondu : En fait, qu’est ce que je peux faire là ; la liberté de presse existe dans notre pays.

- Madame M. affirme que F a confondu une opération du larynx avec la photo d'une opération du cerveau.

- R. ne connaît toujours aucune langue africaine après 10 ans d'aide au développement.

-Après qu'il eut appris que son contrat de coopérant était arrivé à expiration, C a chopé des furoncles les uns après les autres.

Madame Y. retourne à l'oralité dans un processus de régression en âge. C'est durant ses recherches sur les excisions labiales qu'elle a refusé de goûter aux mets africains et se nourrissait uniquement de pschitt.

Cancans.

Le cancan n'est certainement pas la vérité.

Le cancan n'est pas non plus un mensonge.

Aucun psychologue ne peut nier que le cancan est un discours.

Le cancan est faux et vrai en même temps-le cancan est une vérité subjective.

Le cancan fait-il partie des maladies mentales ?

Est-ce que le cancan est une thérapie ?

Est-ce que le cancan est psychanalytique ?

Dialectique ?

Révolutionnaire ?

On ne trouve nulle part ailleurs qu'au Département psychiatrique de Fann des cancans.

Cancan des soi-disant malades.

Cancan des familles des malades.

Cancan des infirmiers, des assistants sociaux, de étudiants.

Cancan des Professeurs.

Cancan des assistants.

Cancans des fonctionnaires.

Cancan du Directeur, du Ministre, du Chef de l'État.

Cancan des coopérants, des interprètes, des intermédiaires culturels, des colporteurs de ragots, des représentants des produits pharmaceutiques, des journalistes, des photographes, des cinéastes, des Ambassadeurs, des philosophes, des guérisseurs de folie traditionnels, des saints, des assassins et des voleurs.

Et tout le monde avec.

Ragots de tout le monde sur tout le monde.

Ragot du ragot.

Cancan.

Le système de la psychiatrie et de la psychanalyse modernes est-il à ce point fossilisé qu'il ne peut être mis en route qu'à l'aide de ragot ?

Ceux qui ont été à la base de la psychiatrie européenne apparaissent comme des demi-dieux.

Ils entrèrent en scène avec les privilèges de l'empire colonial français.

Ils avaient la possibilité en tant que psychanalystes de se débarrasser de tout doute dans leur démarche en prenant en compte l'inconscient, l'ensemble des critiques, des régressions, le refoulement.

Le fait d'exercer en tant que médecins confère à ces derniers les bénédictions de la vision du monde scientifique, voire des pouvoirs de police et juridiques.

Ils étaient dans l'air du temps grâce à l'ethnologie et à l'anthropologie. Ils disposaient du monde et de la psyché en tant que structuralistes d'un point de vue synchronique.

Et de manière dialectique en tant que marxistes.

Personne n'était autant sûr de soi qu'eux.

Les demi-dieux se sont effondrés.

En faisant le compte général de la malhonnêteté, ils ont été convaincus de brutalité, de sentimentalité, de charlatanerie.

Qu'advient-t-il donc des malades mentaux qui errent dans les grandes villes africaines, abandonnés qu'ils sont par leurs familles.

Doit-on, toute critique confondue, oublier ces milliers dont on a allégé la misère grâce à la psychiatrie de Fann, à la soi-disant Ecole de Dakar ?

On ne doit pas oublier ce que les neurochirurgiens réalisent chaque jour à Fann, à Abidjan pour ne citer que ces deux cas dans des conditions difficiles.

Entretien avec le Professeur Collomb, chef du Département psychiatrie de Fann.

Hubert Fichte. Comment avez-vous débuté votre travail au Centre psychiatrique de Fann ?

Professeur Collomb : Je suis arrivé en novembre 1959 à Dakar.

Je devais me décider à cette étape de ma vie ou pour une carrière universitaire ou pour un parcours privé en tant que psychanalyste. La carrière universitaire est assez alléchante dans mon métier. Peut-être que je ne pouvais pas résister à cette tentation ; peut-être que les expériences que j'ai connues jusque-là ont- elles joué un rôle.

J'ai passé 10 ans en Afrique de l'est et surtout en Éthiopie pendant et après la guerre. J'ai été quelques années le médecin de la famille impériale.

J'ai été agrégé en neuropsychiatrie en 1959, ce qui était très bien considéré jusqu'à peu. Naturellement, derrière cette classification se cache en réalité une conception fondamentale des processus psychiques, une conception qui essayait de réduire le psychique à quelque chose de médical, comme si des maladies psychiques étaient des affections du système nerveux. Et on a pris en compte le développement historique quand, il y a quelques années, la neuropsychiatrie fut scindée en deux domaines, la neurologie et la psychiatrie, dans la mesure où, dans le monde entier-en France plus tard qu'ailleurs, on a récemment considéré que la psychiatrie était un domaine qui se situait en dehors de la médecine.

Peut-être que je me suis davantage occupé ici de neurologie au début de mon travail. C'était plus facile.

C'était pus facile de mettre sur pied un Département de neurologie. Je pouvais pratiquer une médecine apprise en Europe. En dehors de quelques maladies nerveuses qu'on ne trouve pas en Europe, elles sont partout pareilles dans le monde. Le sentiment de solidarité, de construire quelque chose d'efficace nait de même chez les bailleurs de fonds quand on construit des salles et qu'on achète des appareils chers.

J'ai fait des expériences difficiles dans la psychiatrie. Je devais me libérer d'idées que je trainais avec moi depuis longtemps. Certes, j'ai été formé comme psychanalyste, mais je me sentais prisonnier d'idées qui m'étaient venues de la culture occidentale.

Je me sentais quelque peu perdu. Ce que j'ai vu était nouveau pour moi. C'était plus riche. C'est ainsi que je commençai à écouter les malades qui déliraient. Le contenu des délires était ici étrange. Je devais m'occuper de comprendre plus profondément la culture africaine. Je voulais comprendre ce que ces déclarations signifient dans le cadre de cette culture- ci. Je n'écoutais pas seulement en fin de compte les propos des malades mais aussi les remarques faites au passage par les infirmiers pour pouvoir comprendre les conflits-conflits qui se différencient fondamentalement de ceux des Européens.

Il n'y avait pas de visite à Fann au sens classique. On se mettait sur les lits des malades et nous écoutions, les infirmiers donnaient leurs explications, d'autres malades nous rejoignaient et une discussion s'installait peu à peu à laquelle prenait part de plus en plus de monde. La place s'avérait étroite là où on était et nous nous mettions dans la cour. C'est ainsi que le « Pinth » est né. Le « Pinth » est né de la nécessité de mieux comprendre les mots des malades, de mieux comprendre la culture africaine. Nous commençâmes à nous intéresser aux pratiques de guérison islamiques, négro-africaines et traditionnelles. J'ai parcouru tout le Sénégal et les pays limitrophes pour visiter les hôpitaux traditionnels pour malades mentaux. Il y a des lieux très modestement aménagés dans lesquels le guérisseur s'occupe de 5 ou 6 malades ; il y a en outre des villages entiers qui reçoivent 40 à 50 malades pour des traitements psychiatriques.

Ce sont les conditions sociales de vie des malades mentaux qui me frappèrent le plus. Ils étaient totalement intégrés à un quotidien de vie villageoise. Ils n'étaient pas rejetés. On ne les considérait pas comme des aliénés mentaux. Le guérisseur partageait avec ses patients la vie de tous les jours, il s'adonnait aux mêmes occupations et avait les mêmes soucis.

Ces impressions m'avaient conduit à n'établir à Fann aucune hiérarchie entre patients, soignants et médecins. Nous recueillons ici tous les sains d'esprit, des membres des familles des malades, afin que le malade puisse améliorer son état en vivant avec des individus sains.

- Professeur Collomb, comment se déroula votre développement professionnel ?

- Déjà, quand j'ai commencé à étudier la médecine à l'Université de Bordeaux, j'étais décidé à devenir psychiatre. La guerre interrompit mon internat à Bordeaux.

J'étais obligé d'aller avec l'armée en Afrique orientale

Je fus commis à une sorte d'activité diplomatique. Je revins en France et m'occupai exclusivement durant 10 ans, si on ne compte pas un petit séjour en Indochine, de neurologie et de psychiatrie. En fin de compte, je me soumis à une analyse didactique.

Mon travail au Département de neurologie et mes obligations à l'Université de Dakar m'ont amené à reléguer la psychanalyse au second plan.

J'ai passé le témoin il y a peu ici au Département de neurologie à un de mes étudiants et m'occupe exclusivement de psychiatrie. Je n'ai cependant pas oublié ma formation en psychanalyse.

- Quand on quitte l'Afrique et s'oriente vers Vienne, pourrait-on peut-être être amené à comparer une analyse didactique à une initiation négro-africaine ou islamique.

D'autre part : avez-vous le sentiment qu'on pourrait formuler les processus psychiques en langage psychanalytique ?

- C'est une question décisive ! Je dois avouer que le langage de la psychanalyse m'a aidé ici dans mon orientation.

De même, j'ai l'impression de lire Freud quand j'observe le comportement des malades, sans ambiguïté cependant ni dissimulation.

Pratiquer ici la psychiatrie comme thérapie est plus difficile. Ici le « moi » au sens freudien, semble moins déterminant, moins structuré qu'en Europe. Le constitutif des « moi », c'est à dire le groupe, est ici plus structuré. Ceci présente des difficultés à la thérapie psychanalytique.

Je ne peux pratiquer une psychanalyse au sens traditionnel qu'avec des Européens. Elle est inopérante avec des Sénégalais.

Le « moi » de l'Africain, le « moi » de l'Africain imbu de ses traditions, est dans une plus grande mesure lié au groupe ; il est intégré au groupe, il se fond dans le groupe. L'éducation constitue tout pour empêcher la formation de petites cellules indépendantes et pour préserver le groupe. Un tel groupe peut se former à partir de la famille élargie ou d'une classe d'âge. On note nettement cette tendance dans les rites d'initiation ; elle détermine le comportement des parents et des éducateurs. La psychanalyse est apparue dans une société de petites familles nucléaires, dans des relations triangulaires. On retrouve ici leurs conditions dans un autre profilage. Il y a le conflit avec les autorités, avec la notion d'inceste, de l'inconscient.

On se perd quand on veut retrouver le complexe d'Œdipe dans sa version classique. On retrouve le complexe d'Œdipe, même s'il se manifeste différemment dans la mesure où il y a l'inceste.

- La psychanalyse est apparue à Vienne vers la fin du 19ème siècle.

Son contact avec des expériences africaines n' a -t -il pas produit une toute autre théorie de la psyché humaine ?

- L'Africain me semble plus réceptif à son environnement que l'Européen ; il n'est pas sur la défensive relativement à son environnement.

Il régresse plus facilement au niveau de la phase orale ou anale. On note chez lui moins une agressivité compétitive qu'une agressivité de type oral. Les individus sont plus proches les uns des autres.

Ils vivent plus étroitement ensemble. Il suffit de se promener dans les rues pour observer le phénomène. Les gens se touchent plus facilement.

L'agressivité est presque de nature cannibale.

Ici l'individu a la possibilité d'exister dans le groupe. La société opère comme une âme sociale. L'africain éprouve un sentiment spontané vers le groupe. Ceci est peut-être une voie pour l'existence future de l'être humain- c'est la voie inverse de celle de l'individualisation maniaque dans laquelle on ne tisse finalement les liens que sur une base rationnelle ou d'un intérêt collectif.

-Je ne sais pas si j'ai répondu à votre question ?

- Vous avez évité de parler de vous. Je voulais savoir si vous avez élaboré un traité plus général qui éventuellement complète ou met en cause la théorie psychanalytique.

-Non. Je pense parfois que je devrais dire quelque chose.

Il y a cependant là une difficulté. Je perçois parfois les choses clairement et puis elles disparaissent. J'ai le sentiment qu'il y a ici quelque chose qui pourrait élargir nos connaissances de l'être humain. C'est cette disponibilité de l'Africain relativement à son environnement.

Non seulement dans la relation avec ses semblables mais aussi dans la relation aux plantes, aux animaux et aux minéraux. Un échange permanent a lieu fortement imprégné de religion. Ceci est fondamental et donne à l'homme africain beaucoup de choses en abondance et une richesse qui conduisent, comme le remarque Léopold Sédar Senghor, au bouillonnement débordant de l'art africain.

- Dites- moi, est ce que le Président Senghor montre un intérêt particulier à votre expérience à Fann ? Fann est pourtant véritablement un exemple parfait pour la Négritude, la sénégalisation et ce métissage culturel qu'il considère comme condition d'une grande culture.

Le gouvernement fait face à beaucoup de charges et ne dispose pas de suffisamment de moyens. Certes, Fann jouit de beaucoup de sympathie pour autant nous n'obtenons pas beaucoup de moyens.

Je n'en reviens pas que le Président Senghor soit informé de tout ce que nous entreprenons ici.

-comment sont réparties les maladies mentales dans la psychiatrie africaine traditionnelle et quels sont les procédés habituels de guérison ?

Il y a curieusement, chez les Africains, en ce qui concerne les maladies mentales, une relative grande connaissance.

La maladie mentale n'est jamais considérée ici comme quelque chose qui est indépendant et imputable uniquement au malade ; elle est toujours l'expression d'un conflit, d'une agression. Elle est toujours provoquée par l'action humaine ou celle d'un esprit.

On décrit ce phénomène en woloff comme de l'anthropophagie ou de la sorcellerie quand cette agression survient d'homme à homme sans l'intermédiaire d'un tiers.

Une telle agression plonge le malade dans des états d'angoisse aigüe. Il dit :

-J'ai été victime d'un sorcier.

Tout Africain sait que qu'une telle crise ne peut être provoquée que par un sorcier qui dévore des hommes.

Il vise les parties du corps où se trouve la force vitale- le foie et le cœur.

Sans l'intermédiation d'un guérisseur traditionnel de même que l'intervention d'une force supérieure, le malade meurt. J'ai vécu de tels cas de mort psychosomatique.

Un second cas d'agression ne vise pas la mort de la victime mais à diminuer sa force vitale, sa virilité.

C'est le système de maraboutage.

L'agression d'un individu contre un autre ne se passe pas directement mais est provoquée par un tiers, le marabout qui dispose de forces magiques.

Le marabout manipule la croyance islamique et ses forces occultes comme le cannibale et le sorcier manipulent les forces transcendantales des religions négro-africaines.

On peut demander à un marabout d'exécuter un « travail » contre quelqu'un et on peut lui demander une protection contre les agressions d'autres personnes contre soi, tout comme des avantages sur les autres, au travail, au football et dans la lutte traditionnelle.

Le maraboutage, le travail du marabout, sont de l'ordre du quotidien.

Vous voyez comment les relations au système freudien s'établissent.

Il s'agit d'une agressivité au niveau de la phase orale dans le cas d'anthropophagie et de sorcellerie.

Absorption et mise à mort.

Le marabout intervient dans le second cas ; on assiste à une relation à trois, on doit arriver à réduire la force vitale, la virilité.

On peut donc interpréter le maraboutage comme une agressivité au niveau phallique.

On peut facilement expliquer ces agressions phalliques et orales. Il s'agit en fait de l'agressivité inévitable de l'enfant qui veut dévorer sa mère.

Le malade affirme alors.

-Ma mère est une sorcière !

-Elle veut me dévorer !

C'est toujours un membre de la famille dans le système de l'anthropophagie qui veut dévorer l'autre. Il s'agit toujours de deux protagonistes, d'un couple.

Le système du maraboutage introduit une troisième personne, c'est ce qui amène à une situation à trois- nous nous trouvons au niveau de la situation œdipienne.

Il s'agit dans les deux cas-directement ou indirectement d'un conflit entre humains.

Nous retrouvons le mécanisme de la projection :

Celui qui affirme être dévoré projette sur les autres ses propres désirs ressentis comme des désirs coupables. Je veux réduire la force d'un autre et projeter sur lui le désir chargé de culpabilité par l'intermédiaire du marabout.

Cela n'a naturellement aucun sens de faire prendre conscience à l'Africain de ces souhaits insatisfaits et de ce sentiment qu'il vit comme une culpabilité. Personne ne pourrait le supporter ici, justement parce qu'ils ne se considèrent pas suffisamment comme individus pour pouvoir porter eux-mêmes la responsabilité de tels désirs.

La prise de conscience ne signifierait pas ici atteindre une autonomie, dans la mesure où l'individu est entièrement intégré dans le groupe et la tradition, mais tuer le groupe.

-Le malade ne serait-il pas plus profondément plongé dans la maladie ?

-En effet. Peut-être que cela s'avérerait-il nécessaire d'ici quelques années, si un développement individuel de type européen intervenait.

Tout ceci se passe encore ici à une échelle symbolique. Rien ne se déroule ici de l'inconscient au conscient. La relation s'établit de manière symbolique. La connexion de l'« autre » au symbole s'établit mais n'est pas consciemment vécue. Les thérapies traditionnelles des Africains sont donc plus opérantes dans ces cas que les nôtres - et moins dangereuses.

Il y a maintenant une autre forme de conflits : le conflit de l'homme avec les préceptes, ceux édictés par les ancêtres, ceux des religions négro-, africaines, des dieux, des *Rab*[1].

La maladie est considérée dans ce système comme une attaque du *Rab* ;

Le *Rab* ne veut ni provoquer la mort de l'individu ni lui causer des traumatismes sévères ; il ramène l'individu à l'ordre, il lui rappelle ses obligations religieuses, il veut l'empêcher de franchir les limites de l'interdit.

On pourrait peut-être soutenir l'idée que l'individu possédé par un *Rab* souhaite être autonome, s'isoler du groupe, se singulariser, échapper au groupe et à la tradition.

Le groupe ne peut pas supporter ces souhaits, encore moins l'individu. Il tombe malade de son désir d'autonomie.

---

[1] Les Rab sont des esprits supposés posséder le malade ou agir en lui et à qui ils commandent de faire des choses. On dit que le malade est habité par tel ou tel Rab. Ils agissent en dehors de la conscience des possédés

La thérapie consiste à réconcilier le malade avec la tradition, le groupe, la famille. On oblige le *Rab* qui a possédé le malade à se faire reconnaître.

On construit un autel. On établit une nouvelle relation entre *Rab* et malade.

Le *Rab* représente aussi bien l'ancêtre qu'un esprit transcendantal avec lequel l'ancêtre a noué une alliance en un moment donné, en un lieu donné.

Il s'agit d'un pacte avec le milieu et le milieu ne doit pas être transformé.

Un Sénégalais m'a récemment dit :

-J'ai trouvé ainsi le monde et je vais le laisser tel quel.

Ce pacte signifie que l'environnement ne doit pas être sali, qu'on ne doit pas le gaspiller, car il appartient aux esprits.

-Tu peux travailler la terre ; il y a de l'eau pour arroser, il y a des poissons-, tu peux utiliser l'environnement sous certaines conditions mais tu n'as le droit, ni de l'empoisonner ni de le ravager.

Les préceptes contiennent le principe du respect de l'environnement. La loi a été formulée au moment où le fondateur du clan auquel le malade appartient a passé une relation avec le Dieu, le *Rab*.

Les préceptes contiennent toutes les idées morales transmises de génération en génération et qui sont arrivées jusqu'au malade. Les traditions sont immuables, peut-être pas aussi immuables que le respect de l'environnement.

On considère que l'Africain n'est pas prévoyant, qu'il ne planifie pas les périodes de sécheresses qui surviennent régulièrement.

L'explication n'est pas à chercher dans une paresse fictive des Africains. C'est la vieille loi qui dit qu'on n'a plus le droit de s'attribuer plus que ce dont on a réellement besoin. On n'a pas le droit d'accumuler des trésors.

Le développement préoccupant d'une technocratie occidentale ne s'est pas produit ici. la tradition n'évolue pas globalement ici-en particulier relativement à l'environnement-elle l'est un peu moins à l'intérieur des groupes sociaux.

Un troisième groupe de maladies provient alors du conflit de l'individu isolé du groupe et de la tradition.

-Je veux rompre avec la tradition.

-je veux être autonome.

-je veux être progressiste ;

je ne veux pas être comme mon père- mais je ne peux pas le supporter.

La thérapie, le *N'Doep*[2] *des* Woloff et des Lébous est un rite de réintégration, j'aimerais le signifier en même temps comme un rite de désenvoutement ou rite de renaissance.

On détache l'individu de ses parents et on l'intègre dans le groupe à l'intérieur duquel il peut maintenant exister sur la base d'une nouvelle relation avec les préceptes.

-Vous vous étiez exprimé avant de manière très optimiste en ce qui concerne l'introduction de méthodes de guérison traditionnelles dans un traitement psychiatrique moderne ; on semble noter une certaine désillusion par rapport à ce type d'essais aussi bien chez vous que chez vos collaborateurs.

---

[2] *N'Doep* : Au Sénégal, cérémonie d'incantation des esprits qui hantent le malade, faite de chants et de danses, à visée thérapeutique.

Il se trouve que les malades, les familles des malades, de même que les infirmiers supportent très difficilement ces tentatives.

Ils vont tous fréquenter le *N'Doep* en dehors de l'hôpital et beaucoup m'ont mis en contact avec les guérisseurs traditionnels.

J'ai réfléchi à ce fait et suis arrivé à la pessimiste conclusion que nous ne sommes ici à Fann en fin de compte que pour accélérer et renforcer l'aliénation de nos malades.

Le malade est membre de la société tant qu'il n'a pas quitté les procédés de guérison traditionnels. Quand il quitte ce cercle du fait que les procédés de guérison traditionnels n'ont plus produit d'effets ou parce que la société l'exclut du fait qu'il est vecteur de forces, la famille le considère alors comme aliéné. C'est seulement en ce moment-là que la famille l'envoie dans le Département psychiatrique de Fann et veut que nous gardions ici et pour toujours cet aliéné.

Je présume qu'un tel malade aurait pu avant errer dans la savane et aurait été peut-être tué.

Si vraiment les malades qu'on nous amène sont déjà définitivement exclus de la société, alors notre influence sur les conflits pathogènes qui opposent l'individu à la société s'avère nulle.

Vous comprenez donc les raisons pour lesquelles, appliquer à Fann des procédés de guérison traditionnels, n'a aucun sens. Cela signifierait utiliser les moyens d'une société pour ressouder une rupture insurmontable.

On considère donc Fann comme un lieu où on peut amener des gens exclus qu'on peut, malgré tout, aider avec des moyens différents des moyens conventionnels.

Ce sont des individus qui, comme nous les désignons, se trouvent dans une situation de Trans culturation. Des individus qui n'ont plus aucune part dans la tradition.

Il y a un quatrième système au Sénégal : Il ressemble en maints points à celui des *Rab*. La différence réside uniquement dans le fait que le conflit se manifeste ici entre l'individu et les préceptes religieux de l'islam.

La maladie résulte d'une rencontre malheureuse entre un *Seytané*[3], un diable ou un *Djinné*, un esprit qui n'est ni bon ni méchant. La rencontre avec un *Djinné* n'est pas dangereuse sous certaines conditions de prudence. Il n'y a que les prêtres de l'islam qui peuvent résister à une telle rencontre ou alors les croyants qui sont très imprégnés de l'islam et qui disposent de connaissances occultes. On peut tomber malade à force de trop lire le coran pour acquérir certaines forces.

Il y a des sourates dans le coran et des litanies qui permettent de dominer d'autres hommes. S'approprier des forces occultes est une entreprise risquée. Un marabout doit s'approprier sous certaines conditions la force de Dieu s'il veut exécuter un « travail » pour un client.

On appelle ce procédé « *listixaar* » au cours duquel on s'isole complètement de tout, en jeûnant, dans la prière et la méditation. Des animaux effrayants apparaissent à celui qui s'y soumet, *Djinnés* louches et finalement un *Djinné* qui dispense des conseils au marabout pour exécuter son travail.

---

[3] Le Seytané est un mauvais esprit ou génie dans la tradition populaire. Le nom est-il dérivé de Iblis ou Chata 44 4 de la religion musulmane, par homonomie dans sa forme phonique ou se rapproche-t-il du Malin et ses dérivés ? Il est aussi assimilé au diable.

Se rapprocher de Dieu se paie avec des frayeurs-On peut aider son client si on supporte ces dangers.

Nous avons à Fann des marabouts qui sont tombés malade de *listixaar.* Ils n'ont pas pu faire face aux dangers, peut-être parce qu'ils étaient aussi trop intéressés à gagner de l'argent. Le conflit peut avoir été provoqué du fait que le marabout pense qu'il peut se servir de la force de Dieu à mauvais escient. Les idées de « pur » et d ' « impur », de souillure peuvent jouer dans ce cas un rôle important.

-Comment conciliez-vous alors ces images africaines de maladie avec le système de la psychiatrie moderne ?

-Notre nosographie occidentale n'est pas très utile ici. La maladie dont souffre l'individu dépend, dans la forme et dans le développement, de la société, c'est un tribut que la société exige.

Les systèmes nosographiques sont donc étroitement liés aux cultures qui les ont produits.

Quand la société exclut l'individu concerné et ne lui offre aucune possibilité de transformation et de développement, sa maladie se mue en quelque chose de rigide, de stéréotypé-ce que nous qualifions de schizophrénie ; mais si la société intègre le malade et lui offre la possibilité de guérir dans un environnement favorable, alors la maladie ne se développe plus pour conduire à une séparation mais se limite à une courte période de psychose. Un médecin peut aussi diagnostiquer un pareil phénomène de schizophrénie, un autre de Bouffée Délirante. Vous dites bien en allemand « hallucination ». Alors que signifie Nosographie ?

Est ce qu'il y a vraiment quelque chose comme de la nosographie ?

Il se peut qu'il y ait peut-être parmi les maladies mentales quelques-unes dont l'origine est à chercher en réalité dans des dommages organiques - au niveau d'affections de la personnalité d'origine purement sociale ou psychique, des maladies provoquées par des situations de conflit dans un certain système social ou culturel ; dans ce cas, une nosographie n'a aucune signification.

On dit au Sénégal qu'en raison des migrations, de l'industrialisation et de l'urbanisation, les maladies mentales se répandent.

Comment se passe-t-il ? Note- t-on plus de malades mentaux du fait de la transculturation ou alors, est ce que cette société en transition est plus intolérante vis à vis des malades mentaux si bien qu'ils apparaissent plus souvent comme des cas destinés aux institutions psychiatriques ? Ou s'agit-il des deux situations ?

On trouve plus de malades mentaux au Sénégal et en Afrique qu'auparavant et on en soigne moins. Le développement social induit beaucoup de transformations importantes. L'individu se sent de plus en plus autonome et détaché des autres. Une gêne dans la solitude en résulte, un sentiment de culpabilité dans la solitude. L'autonomisation dans les plus petites cellules familiales, la compétition dans les industries, au travail, l'agressivité, tout cela augmente.

La solitude, le sentiment de culpabilité conduisent à des conflits, à la peur et à la maladie mentale.

Même les malades mentaux sont de moins en moins tolérés. On trouve qu'ils sont inesthétiques dans les villes.

Ils choquent les touristes. Ils insultent les passants, bien que les malades mentaux soient, en réalité, moins agressifs quand on les laisse en paix. On poursuit et enferme les mendiants, lépreux et les malades mentaux dans les villes. Il y a de temps en temps des rafles à Dakar et on les interne dans des asiles où ils sont en plus rejetés et isolés.

Ils régressent vers des strates profondes et ne font que végéter en fin de compte jusqu'à mourir.

Le taux de mortalité entre 20 et 30% est en effet dans une telle situation à Tambacounda

On doit craindre une telle psychiatrie à l'avenir, si les méthodes occidentales prennent le dessus.

Le psychiatre doit voir comment s'en sortir avec le malade. Le psychiatre ne peut pas guérir seul le malade. Il ne peut y arriver qu'avec l'aide de la famille et de la société.

- C'est ainsi que le Département psychiatrique de Fann a produit des effets révolutionnaires. Vous avez provoqué un contre mouvement. Vous êtes en train de créer, ce faisant, de petits centres psychiatriques, ouverts, dans d'autres parties du pays.

-C'est le début. J'avoue que Fann ne satisfait pas encore tout à fait les critères d'une institution ouverte.

J'entends par institution psychiatrique ouverte, un établissement dans lequel le malade n'est en aucune manière séparé de la société. Un patient qui quitte Fann guéri, éprouve toujours des difficultés à trouver du travail, même sa famille le considère de manière suspecte. Je voudrais ériger dans tous les coins du pays des villages psychiatriques qui fonctionnent exactement comme tous les villages et où les patients peuvent vivre avec leurs familles. Il n'y aurait pas dans le village psychiatrique la possibilité d'être traité par les guérisseurs traditionnels mais je voudrais que ces villages soient situés à proximité des guérisseurs traditionnels pour permettre une collaboration.

Le village thérapeutique se trouverait au milieu d'autres villages. Les patients et leurs accompagnants ne seraient pas séparés de la vie sociale de leur environnement. Certes le patient serait obligé de quitter son village d'origine pour pouvoir bénéficier de son traitement dans un endroit protégé mais il serait toujours intégré dans un système de relations familiale, culturelle et économique.

-Poser la question de l'origine de la schizophrénie revient à poser une question de nature idéologique.

Il me semble que dans une de vos publications vous n'excluez pas une composante héréditaire.

-En général, le facteur héréditaire peut apparaître dans les maladies mentales.

Je pense qu'il y a des individus qui sont moins capables de résoudre des situations de conflit du fait d'un système nerveux moins à même d'opposer de la résistance. C'est la part d'hérédité dans quelques cas de maladies mentales.

La schizophrénie apparaît à la première place dans certaines nosographies. C'est vraiment *la* maladie contrairement aux psychoses affectives ou aux maniaco-dépressifs.

Si maintenant on a pu déceler une certaine composante héréditaire, cela ne signifie pas qu'elle est uniquement d'origine génétique et biologique.

- Quels moyens thérapeutiques employez-vous à Fann ?

- Il y a de grandes différences d'un Département à l'autre. Je laisse une totale et entière liberté aux psychiatres qui viennent à Fann. Il n'y a pas une thérapie uniforme applicable partout. Mes collaborateurs connaissent mes points de vue là- dessus.

Je les défends lors de conférences- mais je laisse à chacun la liberté de faire ses propres expériences.

Il m'apparaît très important dans le domaine de la thérapie que les médecins se conforment à leurs actes.

On a formé quelques médecins à Fann, la plupart ne reste que deux ou trois ans.

Les différences dans les différents Départements sont essentiellement le fait des médecins responsables mais aussi des infirmiers qui s'adaptent facilement aux méthodes des médecins.

-Il semble qu'on évite généralement à Fann la méthode des électrochocs ; ici on utilise que de manière limitée les neuroleptiques. L'électrochoc a une importance de plus en plus minime pour nous même si nous sommes parfois surpris de son efficacité. D'un autre côté, nous avons des malades qui exigent de l'électrochoc. Nous étions obligés dans un cas d'appliquer l'électrochoc pour que les parties prenantes soient satisfaites et que le malade puisse être guéri.

-Peut-être qu'on considère ici l'électrochoc comme une sorte de mort initiatique. Il y a en effet dans les rites psychiatriques comme *le Ndoep* une mort symbolique et une résurrection symbolique.

_ Oui, en effet, l'électrochoc satisfait un besoin de mort initiatique qui est au début de chaque étape du développement dans la société négro-africaine traditionnelle, mort qui caractérise aussi bien le début d'une maladie psychique que sa guérison.

-Est ce que l'électrochoc-placebo avait un effet moindre ou plus fort qu'un véritable traitement des crises ?

-Il avait le même effet. Nous donnions un somnifère, simulions un traitement des crises anesthésiant.

Ce qui comptait pour le malade et sa famille, c'était la mort symbolique par la perte de conscience provoquée par l'injection de barbiturique.

En Europe, du reste, l'électrochoc a induit un certain effet dans des situations de mélancolie.

Que veut celui qui est pris de mélancolie ?

Mourir ?

Il meurt de manière symbolique à travers l'électrochoc.

Nous sommes limités par nos moyens financiers en ce qui concerne le neuroleptique.

Notre budget a été plutôt réduit depuis 1963-les prix de médicaments ont augmenté et le nombre de patients multiplié par deux.

Nous sommes très pauvres. Nous ne pouvons acheter que peu de médicaments. Nous utilisons des neuroleptiques- en quantité. Les malades ne sont pas traités ici et souvent ni par électrochoc ni par neuroleptique. On applique une sorte de thérapie de groupe une « Thérapie d'Ambiance ».

-La narcoanalyse ?

-Jamais. Ou alors dans des cas exceptionnels.

Le milieu agit déjà de manière thérapeutique. *Le Pinth*[4] constitue un des moments principaux de notre thérapie au

---

[4] Lieu où on s'assemble pour discuter ou prendre des décisions importantes. Ce lieu a un caractère social et peut obéir à une hiérarchie et à des règles de prise de parole(NdT)

cours desquels le malade exprime aux autres, aux soignants et aux psychiatres son ressenti. Personne n'a un statut spécial lors de ces rassemblements. Tout le monde est pareil.

-Peut-on traduire ces guérisons et rechutes en pourcentage ?

-C'est difficile. Les statistiques n'ont pas grande signification ici. Quelqu'un qu'on laisse partir en considérant qu'il est guéri rechute peut-être mais il ne vient pas à Fann. Les patients restent ici en moyenne deux mois. Nous disposons de plus de 120 lits et hospitalisons 500 à 600 patients l'an.

C'est cependant un va et vient permanent. D'anciens malades nous rendent visite juste pour dire bonjour ; un patient retourne pour trois semaines au village-nous voulons que cet établissement fonctionne sans entraves. Les malades vont en ville. Ils flânent dans les rues. On les tolère très bien du reste. Si on voulait avoir une idée de ce que cela représente, on dirait que le pourcentage de malades qui rechutent serait bien de 10%.

-Vous avez écrit : Il y a en Afrique moins de régression au niveau de la phase anale- Que signifie cela ?

-C'est un point de vue tout à fait personnel que tous les collègues en Afrique ne partagent pas.

Je veux dire que je n'ai jamais rencontré de manière aussi nette qu'ici des troubles obsessionnels compulsifs marqués comme on peut le constater en Europe ou chez une minorité ethnique au Sénégal, les Libanais par exemple. Notez simplement la relation de l'Africain à l'argent et au bien matériel. Quand quelqu'un détourne un million de francs et qu'il est pris, l'argent est déjà dilapidé. Je ne parle pas de ces quelques Africains modernes qui disposent de comptes en banque en Suisse.

Remarquez comment l'Africain puise l'argent de toutes ses poches à une station d'essence.

Ce n'est pas très anal.

Les maisons sont ouvertes aux étrangers.

-Tu peux venir chez moi à n'importe quel moment, de jour comme de nuit. Ma maison est la tienne.

Un proverbe a cours récemment à Dakar.

-Tu ne peux pas rendre visite à celui-là si tu n'es pas invité.

Les africains désignent ainsi quelqu'un qui a pris des habitudes européennes.

Et j'ajoute : Si vous allez à Ouakam, vous allez voir à gauche et à droite des enfants accroupis pour satisfaire leurs besoins sans gêne et sans se presser.

Ce qui est « anal » signifie dans la vie d'un enfant ne pas pouvoir satisfaire ses besoins en cas de nécessité.

Les Africains vont sans doute me rétorquer : Dites- moi où il y a plus d'interdits qu'en Afrique. On trouve partout des tabous et des dangers qui guettent.

- D'accord, mais, ceci est un fait social qui n'a pas été intériorisé et cela fait une différence.

-Est ce que l'homosexualité est très répandue au Sénégal ?

--Des psychologues ont systématiquement mené des recherches ici à l'aide du test Rorschach et en ont conclu qu'il y aurait un grand pourcentage d'homosexuels en Afrique. Reste à déterminer si le test de Rorschach est adapté en Afrique.

On est frappé de voir comment les Africains se touchent facilement dans la rue. Mais je pense quand même que ces contacts fréquents entre hommes n'ont aucune signification sexuelle, au contraire, ils expriment un manque de régression anale.

On peut être proche de l'autre sans appréhension !

Il y a bien entendu des homosexuels ici mais je ne pense pas que le pourcentage est très élevé. C'est le tourisme qui a introduit l'homosexualité ; on entretient des relations homosexuelles pour gagner de l'argent- mais ça, c'est une autre histoire.

Je ne connais pas suffisamment le problème de l'homosexualité en islam. Le culte de Dieu, les confréries entre les hommes, l'homosexualité rituelle, des actes homosexuels commis sur des sujets inférieurs ; il y a là beaucoup de choses.

Mais cela n'a pas déteint sur la société négro-africaine traditionnelle.

Entretien avec Dr. Zeldine
Médecin chef du Département psychiatrique de Fann
Février 1974.

Hubert Fichte : On observe des agressions entre psychiatres et psychologues dans les conférences. Quelles sont les causes de ces agressions ?

Dr Zeldine : Nous en avons souvent discuté et nous nous sommes accordés sur le fait qu'il s'agissait d'un problème de statut.

Les psychologues n'étaient pas prévus à Fann. En réalité, ils n'ont pas de statut. Nous les psychiatres, nous nous cramponnons à notre statut de médecins d'État installés.

Vous savez, les psychiatres sont de pauvres bougres !

Il y a une dichotomie entre notre savoir, notre expérience, notre capacité de réflexion et la vie dans une communauté.

Les psychologues se réclament de leur influence thérapeutique. Les psychiatres ne veulent pas faire valoir une telle influence ; ce faisant, ils se réclament de leur « médicalité ». Peut-être que le fait que la plupart des psychologues soient des femmes joue-t-il un rôle lors des agressions permanentes- les psychiatres sont dans la majorité des hommes.

Il me semble que nous devons avoir un psychologue dans chaque station qui travaille de concert avec un psychiatre. L'un peut contrôler l'autre et le compléter.

Un tuberculeux, par exemple, est récemment mort. Nous, les médecins, n'avons rien fait pour l'empêcher. Pour l'empêcher, nous avons négligé notre devoir.

Une complémentarité des psychologues ne peut cependant être efficace que si les psychologues bénéficient à Fann d'un statut clairement défini.

-Êtes-vous alors tenté, en tant que médecin, d'adopter des principes de base somatiques pour les maladies mentales ?

-Non.

Il me semble qu'on devrait en tant que médecin s'approcher des malades mentaux à la condition de ne pas être emmuré dans un système.

-Comment s'est déroulée votre carrière professionnelle ?

- Je fais partie d'un grand organisme en voie d'extinction, notamment le Service de Santé coloniale. Ce service de santé de l'armée a été développé dans l'empire colonial français.

J'ai une position bizarre. Je suis à la fois psychiatre et militaire. Je n'ai jamais endossé l'uniforme, je n'ai jamais servi dans une unité et je ne me suis jamais senti dans la peau d'un soldat.

J'ai étudié à l'École de santé navale. On y a formé des médecins qui voulaient embrasser une carrière de médecin dans les colonies.

J'ai commencé ma carrière en 1958 en Algérie comme médecin pratiquant pendant la guerre.

Ce séjour était obligatoire.

C'était la première fois que je me voyais confronté à une autre culture. Une difficile expérience. Le Général de Gaulle avait tenu son fameux discours peu de temps avant. S'en suivirent deux année et demi à Madagascar. La brousse. Pareillement, en tant que médecin pratiquant.

Je suis retourné en France et me suis préparé à l'examen d'Assistant des hôpitaux de l'armée. Je me suis ensuite spécialisé en Neuropsychiatrie.

Je me suis établi en Nouvelle Calédonie dans l'océan pacifique de 1964 à 1967.Je devais mettre en place là-bas une clinique psychiatrique. L'administration coloniale y gardait encore les malades mentaux dans une sorte de camp de concentration.

C'est là que j'ai pris conscience de la dimension sociale des maladies mentales.

Je fis tomber les portes renforcées en acier. Deux malades mentaux ont essayé en trois mois de s'échapper.

En Nouvelle Calédonie, j'ai rencontré la folie sous son masque mélanésien.

J'ai retrouvé partout les mêmes flux de la folie, au Vietnam, en Afrique, au Japon- une conscience de la folie qui se distingue de manière significative de celle européenne.

La folie est un message-elle crée la connexion pour les cultures extra européennes entre ici-bas et l'au-delà

Ce que j'ai donc vu à Fann ne m'a pas étonné–J'ai déjà vu cela en Mélanésie.

L'influence grandissante du monde occidental a changé et détruit la fonction des maladies mentales.

J'étais seul en Mélanésie. Je vivais sous une grosse peur. Je pense que c'est important pour un psychiatre d'avoir travaillé dans la solitude

On reconnaît mieux l'autre après cela.

Je crois que pour reconnaître l'autre, il faut se trouver dans une grande peur. On ne peut aider l'autre que quand on a dépassé sa peur devant l'autre.

On ne devrait pas considérer les malades à travers la grille d'une thérapie. Le psychiatre guérit toujours un certain individu. Il ne guérit pas en appliquant une thérapie. J'aime cet individu-je ne peux pas aimer l'humanité entière.

Je suis retourné en France en 1967. Cette fois-ci, c'était pour passer un examen et devenir spécialiste des hôpitaux de l'armée.

Paris. Mai 1968 !

Ensuite, j'ai passé à nouveau 4 ans à Madagascar. C'était moins intéressant. Il s'agissait d'une sorte de psychiatrie mondaine. Je suis venu à Fann en 1973.

-Quelles ont été les influences les plus importantes pendant votre formation ?

-J'ai peu lu. Un livre sur Héraclite d'Ephèse m'a impressionné à l'Université de Montpellier, ensuite l'Interprétation des rêves de Freud.

Les deux influences se conjuguèrent avec le souhait de mieux connaître l'autre.

Voici ce que Je ressens grâce à l'intermédiation de la folie : Ce que je suis moi-même, ce qu'est l'autre.

Je publie peu. On a présenté Cherman récemment au congrès. Ils pensaient que les symptômes de sa maladie indiquaient un syndrome de Cottard. C'est quoi le syndrome de Cottard ?

-La nosographie française résume par-là certaines psychoses qui se manifestent en lisière- en particulier des apparences mélancoliques.

On néglige le corps. Les organes. La maladie conduit à nier le cosmos entier.

Cherman a parlé de changements de ses organes et cela m'a frappé.

-Je n'ai plus d'estomac. A la place, il y a un oiseau. -Quelque chose m'évide. Mange avec moi. Mange à ma place.

Il poursuivit.

-Un soir, je regardais la lune. Elle éclata en une multitude de parties.

Je n'ai pas affirmé qu'Il s'agissait d'une séparation. Je pose simplement la question de savoir, si ce qu'il affirmait n'était pas proche d'un syndrome de Cottard.

-Des états de mélancolie sont-ils rares en Afrique ?

-On trouve surtout des états de délires.

Mais je suis sur les traces de quelque chose de nouveau.

Nous expérimentons ici quelques médicaments. Nous sommes en train de tester un médicament antidépressif et notons que celui –ci agit exclusivement de manière efficace sur des apparitions de dépression et guérit ici certains délires.

Une hypothèse surprenante s'impose ici : Collomb et moi pensons que les dépressions doivent passer par une phase de délire dans la culture africaine, c'est à dire qu'une certaine forme de délire en Afrique est en réalité un état dépressif.

Il n'y a rien de pareil en Europe.

-Quelle thérapie avez-vous appliqué dans le cas de Cherman ?

-Quand des stéréotypies, des hallucinations, des délires apparaissent chez un malade, alors il faut appliquer des neuroleptiques. Ce n'est pas pour guérir, un neuroleptique ne guérit jamais, mais pour vaincre la peur, pour permettre un contact entre le médecin et le patient.

-Vous avez pris en considération un traitement de crise convulsive. Cela a été énormément critiqué à la conférence. Avez-vous été influencé par cette discussion ?

-Les Africains acceptent volontiers un électrochoc. Cherman lui-même l'a demandé. Sur ce, je lui ai appliqué deux électrochocs.

-Quelles ont été les conséquences ?

-Il est devenu plus calme.

Il ne s'assied plus seul et crispé dans son coin. Il agit comme s'il était en adéquation avec son environnement.

On ne sait toujours pas l'impact d'un électrochoc. Mais je vais vous dire, cela m'est égal. L'important pour moi est que le malade guérisse.

-Est ce qu'un électrochoc n'est pas une expérience dangereuse ?

-Si on respecte les contre-indications cliniques et que le traitement des crises soit appliqué de manière professionnelle, alors il n'y a aucun danger.

-Et portant, on évite le traitement par électrochoc à Fann.

- J'ai suivi aussi cette tendance jusqu'à mon arrivée en Afrique. J'étais prisonnier de ma tradition culturelle qui considère l'électrochoc comme barbare.

On ne sait pas en fait ce qu'on fait.

C'est une aversion théorique.

Mes infirmiers m'ont dit :

-Vous avez tort. En particulier dans des cas de folie née de l'accouchement.

-Jeudi matin, les médecins discutent entre- eux et les uns contre les autres. Est-ce que ces discussions sont utiles ou n'ont-elles qu'un caractère symbolique ?

J'ai beaucoup appris l'année dernière de ces discussions. Cette année j'y assiste à contrecœur. Il me semble qu'on y évite d'évoquer les problèmes fondamentaux : Psychiatrie et racisme, psychiatrie et liberté, psychiatrie et politique.

-Au cours de la première conférence à laquelle j'ai participé, j'ai entendu dire qu'un psychiatre africain fait remonter les comportements homosexuels à la présence française pendant la période coloniale.

-Est ce que l'homosexualité est, à votre avis, une névrose ?

-J'ai eu de longues discussions psychothérapiques avec des homosexuels en Europe. Je voudrais vous dire franchement que j'ai du mal à me mettre dans la peau d'un homosexuel. Je crois que c'est un conflit psychique qui s'exprime dans l'homosexualité, conflit qui ne conduit pas à la névrose tant que l'homosexuel s'accepte comme tel. Il devient névrosé s'il se cache, si son homosexualité reste latente, s'il ne réussit pas à accepter son statut social et ses expériences.

L'homosexualité en soi n'est pas une maladie. Chacun devrait pouvoir vivre sa sexualité comme il l'entend.

-Vous travaillez de temps en temps avec un guérisseur traditionnel.

-C'est un jeune sorcier originaire du nord, d'une région où le tourisme n'a pas encore pénétré. Il s'appelle Samba. Il a hérité de son père ses pouvoirs qui lui même les a reçus de son père. Samba est venu un jour à Fann. Un médecin français lui a dit :

-Tu as des connaissances en matière de folie. Pourquoi ne vas- tu pas à Fann ?

Samba me dit :

-Je veux voir ce que vous faites ici. Je vous montrerai ce que je sais faire. Je traite trois choses :

la maladie mentale, la jaunisse et la lèpre.

Il est ici depuis maintenant 5 mois.

-C'est un marabout, un guérisseur islamique ?

-Oui. Il est pris dans la culture africaine et il a en même temps acquis une grande connaissance du coran. Il est là jusqu'au livre 4.

C'est un homme simple. Il s'habille modestement. Il n'a pas l'allure des autres guérisseurs dont 90% sont des charlatans.

-Est -ce un charlatan ?

Non. Il guérit sans demander de l'argent en retour. Je lui ai attribué une petite case en style africain où il a apporté tout son matériel, des feuilles, des cauris etc.

Il fait partie du personnel soignant. Il participe au pinth.

Il a une grande capacité d'empathie psychologique.

Quand j'échoue avec une thérapie, j'envoie parfois les malades chez Samba. Parfois, il n'y arrive pas non plus.

Il y a cependant des fois où il peut alors faire quelque chose.

-Il utilise des plantes ?

-Oui.

-Rien de plus.

-C'est ce qu'il dit. Mais je pense qu'il y a autre chose. Il m'a invité à prendre part à une thérapie. Il veut également m'indiquer quelques moyens. Mais je n'en ai pas eu le temps jusqu'à présent.

J'avais un malade qui pleurait toute la journée. On l'a laissé partir guéri après quelque temps. Il revint quelque temps après avec les mêmes symptômes. Je l'ai envoyé chez Samba.

Samba dit :

Il va arriver ceci : quand je vois un tel malade, je dois l'attacher à un pieu et l'enfermer dans une chambre noire. Il sera très agité un certain moment. Il était agité pendant 4 jours et nuits. Il pleurait et gémissait. Je dis à Samba.

-Comment cela va-t-il continuer ?

Samba répondit :

-Cela peut encore durer longtemps. Je vais cependant tenter un essai. Je lui donne un médicament et il va se calmer aussitôt. Cela s'est exactement passé ainsi. On pouvait laisser le patient rentrer chez lui.

Peu de temps après, samba me dit :

-Il ne va pas très bien. Les gens se sont transformés. Ils sont trop impatients. Ils ne laissent plus au malade le temps de guérir.

Au fond je n'ai plus beaucoup confiance aux méthodes de guérison traditionnelles, car tous les malades qui ont été amenés à Fann, ont été traités auparavant par les guérisseurs. Cela n'a servi à rien. Cela a coûté beaucoup d'argent à la famille. J'ai vérifié le travail de Samba dans trois cas. Il s'agissait de femmes. Elles souffraient de nausées, de vertiges, de maux de tête. Je leur avais prescrit des tranquillisants et du neuroleptique-mais cela n'a servi à rien. Samba a pu les soigner avec ses plantes. Mais je ne crois pas à la supériorité des méthodes traditionnelles.

Un jour Samba m'a dit :

Les médecins venus d'Europe peuvent rendre la vie plus facile aux malades que nous mais ils guérissent plus rarement que nous.

J'allège rarement la vie du malade mais quand je guéris quelqu'un, je le guéris vraiment.

Les malades utilisent aussi des sortes d'«eau bénite » pour guérir, un liquide parfumé trempé dans des versets de coran.

-Il y a trois manières de rendre un médicament :

On peut l'avaler, l'enduire d'huile et s'en masser, se le verser sur la tête. Quelques versets de coran ont un certain effet thérapeutique. Un Européen ne trouvera jamais, du reste, pour ce qui concerne les plantes celles qu'il faut. Samba par exemple s'avance vers deux bouquets de plantes totalement identiques et dit :

-Celle-là est parfaite. Elle est féminine.

Ou masculine. Ou :

-Celle-là est chaude.

Ou :

-C'est un arbre froid.

Vieux ou jeune. Il ne peut ou ne veut expliquer selon quels critères il décrète cela. Ce qui est important, c'est ce qui semble être.

-Vous avez pu analyser la folie dans plusieurs cultures.

-La folie, quand et où elle apparaît ne peut être rangée dans un système ou dans des catalogues.

La folie, c'est tout l'être humain. Je crois que ce n'est pas par hasard qu'on considérait la folie avant comme quelque chose de sacré.

Le sacré, c'est ce qu'on ne peut pas domestiquer. IL est en dehors de la nature. Je pense -avec Gaston Bachelard- qu'on ne peut comprendre la folie que quand on est prêt à reconnaître l'irrationnel, quand on est prêt à concilier le poétique avec la science. IL y a peut-être un chemin qu'on pourrait qualifier de psychiatrie poétique, peut-être même qu'il y a une poétique de la psychiatrie. On peut très bien vivre en tant que fou dans la société, quand on peut se libérer à travers un poème.

J'écris moi-même depuis longtemps. Il y a des moments pour le poète où il reconnaît des choses que personne d'autre ne connaît. IL recueille des messages qui, comme la folie, n'ont pas été censurés.

Les rêves sont quelque chose de semblable. Le rêve, la poésie, la folie sont apparentés.

On ne peut être à l'unisson avec les autres que dans des moments privilégiés. On ne peut se comprendre avec un fou que quand on est soi-même fou.

Ni l'un ni l'autre n'expriment le souhait d'être guéri.

On a perdu en Europe la possibilité d'être fou pour des moments. Les grandes fêtes populaires constituent une nécessité dans ce sens.

Le carnaval, par exemple.

L'homme a besoin d'être fou par moment pour son équilibre.

Les transes remplissent ici les fonctions de rites d'initiation. C'est le lien avec le transcendantal, l'au-delà. Qu'on se l'imagine ou que ce soit réel n'a aucune importance.

Et qui pourrait affirmer que les *Rab*, les Dieux des Lébous au Sénégal n'existent pas ?

Vous résolvez la dichotomie entre le transcendantal et le neuroleptique par le poétique. Vous voulez traduire le langage de la folie en langage poétique ?

-C'est peut-être plus compliqué.

Je donne du neuroleptique parce que je dois remplir la fonction de médecin. je porte donc avec moi ma culture, ma société.

La société moderne ne supporte pas les fous. Cela semble normal d'enfermer les fous. Je ne veux pas nier ma culture européenne. Cependant, mes conflits avec la folie, c'est une toute autre affaire. Je traite l'être social. Je ne traite aucunement le fou.

Pourquoi devrait-on traiter le fou ?

Je pense qu'on devrait vivre avec le fou, on pénétrerait plus profondément dans la réalité poétique.

-Je voudrais revenir à Cherman. J'avais eu l'impression à la conférence qu'on parlait du langage d'une maladie sans comprendre ce langage.

En fait : Cherman est un Toucouleur. Il y a très peu de personnes à Fann qui maitrisent le toucouleur.

-Il me semble indispensable d'avoir à Fann un interprète.

Nous ne parlons pas suffisamment de langues africaines. Nous n'atteignons pas le champ du discours des patients. Nous ne comprenons pas les ambiguïtés et analysons peut-être trop rapidement.

Comment pouvons- nous alors pénétrer cette culture.

Pour l'exprimer de manière pessimiste. Je crois souvent que mon rôle se cantonne à administrer du neuroleptique.

Je pourrais venir à bout de la peur du malade. Je pourrais le réconcilier avec son corps et peut-être que par ce biais il pourrait retrouver sa place dans la société.

Mon efficacité s'arrête là.

Entretien avec Dr. René Gualbert Ahyi, médecin assistant à Fann en février1974.

Dr. Ahyi, Prince de l'empire d'Allada est aujourd'hui Professeur à l'Université de Cotonou et dirige la psychiatrie de la République populaire du Benin.

Hubert Fichte : Lors des dernières conférences, la suppression des différentes classes à Fann est souvent revenue dans les discussions. Les repas, en particulier, doivent être les mêmes pour toutes les classes. Vous avez affirmé que beaucoup de malades recevaient leurs repas de leurs parents de l'extérieur. Comment peut-on concilier cela avec une nouvelle réglementation ?

Dr. Ahyi : Rien n'a encore changé en réalité. Les médecins ont pris la décision et le Professor Collomb a alors écrit au Directeur de l'hôpital et ce n'est que lorsque le ministère de la Santé aura donné son placet qu'on pourra servir les mêmes repas à tous les malades mentaux.

Je ne pense pas qu'il y aura des difficultés.

Je disais que les repas apportés par les parents sont bénéfiques. Ce n'est pas la même chose au Dahomey. La vie communautaire là-bas dans un hôpital est assez difficile. Là-bas, les malades ne partagent pas leurs repas comme ici. Ils sont plus méfiants et craignent de se contaminer. A Fann, on se partage chaque repas qui vient de l'extérieur.

Quand quelqu'un refuse de participer, on peut être sûr que quelque chose ne va pas dans tout le groupe. Les repas sont l'occasion de noter quelque chose comme des affinités électives. Cet échange d'aliments a une grande signification dans notre station.

-Est ce qu'il arrive souvent que quelqu'un refuse d'accepter de prendre le repas d'un inconnu ?

-je ne suis ici dans cette station que depuis 3 mois, mais je n'ai pas pu remarquer quelque chose de cette nature.

-Refuser un repas n'est-il pas quelque chose de très radical.

Ma femme est enseignante et nous avons organisé chaque mercredi un grand repas commun dans la station. Les malades se regroupent et si l'argent ne suffisait pas, nous organisions une réunion chez les autres médecins des autres stations ; nous avons aussi invité les parents et les visiteurs à participer.

Ce repas était habituellement meilleur que la cuisine de l'hôpital.

Il changeait l'atmosphère. Des jours durant on discutait au *pinth* de la préparation du repas. Chaque région au Sénégal par exemple préparait le riz différemment et la manière de préparer le riz le mercredi évoquait des souvenirs chez les malades.

-Vous venez du Dahomey. On appelait votre pays le « Quartier latin » de l 'Afrique de l'Ouest. Vous êtes l'un des rares psychiatres africains à Fann en Afrique.

La manière traditionnelle africaine de s'exprimer vous est familière et en même temps vous maitrisez le langage de la psychiatrie française moderne.

Vous m'avez dit récemment :

-Nous sommes tous doubles. Qu'est-ce que vous vouliez dire par là ?

-Je pensais surtout à mes collègues du Dahomey quand je l'ai dit. Je pense que nous avons certaines valeurs traditionnelles qu'on a conservées en dépit du christianisme et de l'acculturation. Je l'ai dit lors des discussions sur le cas Cherman qui me semble très pris dans un imaginaire animiste bien qu'apparemment il soit un catholique pratiquant.

La situation est particulièrement dure ici au Sénégal. Les gens doivent oublier ce qu'ils ne peuvent pas oublier. Le Sénégalais risque ainsi de subir une fracture à son niveau si vous voulez. Nous au Dahomey, contrairement à cela, sommes doubles, dans la mesure où nous allons à la messe sans difficultés le matin et ensuite nous prenons part à une cérémonie animiste. Nous sommes doubles à tous les niveaux. Même dans la psychiatrie. Nous avons pris d'un côté à notre compte par nos études à Paris ou à Dakar certaines explications des maladies mentales, d'un autre côté, les vielles représentations des maladies mentales au Dahomey perdurent.

Quand donc un étudiant a suivi une analyse didactique à Paris et retourne dans son village, il doit se transformer nécessairement en sorcier-docteur.

-On est naturellement déchiré par cette double façon de voir.

-Allez-vous vous transformer aussi en sorcier-médecin ?

-Nécessairement. Je crois que c'est mon principal problème.

Il se trouve qu'il y a peu de psychiatres au Dahomey. Je vais peut-être retourner bientôt. Je pense que je peux être beaucoup plus efficace en tant que médecin, si je ne détruis pas les vieux systèmes. Peut-être que je peux reconnaître d'un autre côté les relations qui existent et que je ne peux comprendre, si je suis une formation psychanalytique.

Je me sens donc balloté. J'ai besoin de temps pour mieux comprendre les choses-si je veux aider directement, je peux me servir aussitôt des systèmes traditionnels existants.

-Cette division n'est pas un problème qui n'est pas propre aux psychiatres africains. Cette division résultant du choc entre tradition et technocratie conduit peut-être précisément dans l'acculturation à une augmentation des maladies mentales, en particulier à des phénomènes de rupture du psychisme qui deviennent irréversibles. Est-ce que l'étude de la psychiatrie signifie pour vous un élargissement ou rétrécit-elle votre horizon ?

-C'était d'abord un enrichissement de ma connaissance qui m'a permis de constater l'appauvrissement suivant. Il n'y a jamais eu de médecins dans ma famille et je pensais que je pouvais par mes études être plus utile.

Mais j'ai dû vite remarquer que cette nouvelle connaissance allait beaucoup changé les choses.

Je suis le 2ème de 29 enfants. Un seul de mes parents est mort et on a toujours eu l'impression dans notre famille que nous étions plutôt protégés par la médecine traditionnelle et et la magie.

J'ai étudié les maladies. J'ai été confronté à la mort. J'ai vu que les antibiotiques n'avaient produit aucun effet dans beaucoup de cas. -Je commençais à m'intéresser aux plantes.

J'ai longtemps hésité pour savoir si je devais me spécialiser sur les maladies infectieuses ou sur la psychiatrie.

Je commençai avec la botanique pour en apprendre plus sur les plantes et leurs effets. J'observai qu'au Dahomey on pouvait guérir beaucoup de maladies grâce aux plantes, là où la médecine européenne avait échoué.

-Les plantes ne sont pas les seules à être déterminantes dans la médecine traditionnelle. Ce sont les incantations qui confèrent d'abord aux plantes leur force thérapeutique. Croyez –vous en ces incantations ?

-Je crois vraiment…Oui, j'y crois.

-Vous considérez- vous plutôt comme un psychiatre qui ne nie pas l'effet des méthodes traditionnelles de guérison ou vous considérez-vous plutôt comme un sorcier-médecin qui prescrit des antibiotiques et des neuroleptiques ?

-C'est ça le problème. Je crois, en tant que médecin, qu'on ne peut atteindre quelque chose ici que quand on concilie les méthodes traditionnelles de guérison qui sont pour moi les seules opérantes avec la médecine occidentale, car il y a beaucoup de patients qui ont perdu la croyance en la tradition. Mon rêve est peut-être de devenir un médecin qui maîtrise les méthodes occidentales. Mais je pense que je devrais d'abord être un sorcier-médecin une fois ma formation en psychiatrie terminée, dans la mesure où je ne sais pas si on peut jamais devenir encore un grand sorcier-médecin. Les grands sorcier-médecins sont morts. Peut-être que je ne trouverai personne qui puisse me révéler leurs secrets. En plus je suis habitué à un certain style de réflexion. Je veux toujours tout vérifier.

- Est ce qu'on ne produit pas alors à travers cette double existence, celle analytique et celle magique, que de la peur ?

-Non. On peut sans difficultés élargir la médecine occidentale à travers les méthodes traditionnelles de guérison. C'est même passionnant, d'agir là en tant que pionnier.

-Que signifie pour vous une analyse didactique ?

-Je voudrais avant tout savoir de quoi il s'agit.

-N'éprouvez-vous pas aucune peur ?

-Non. Il y a des gens qui affirment qu'on peut en sortir affecté.

. J'ai peut-être une trop grande idée de moi-même.

`-Pensez-vous qu'on pourrait formuler les problèmes de la psychopathologie africaine avec les mots de la psychanalyse ?

-Je crois que cela n'est pas nécessaire. Nous sommes cependant dans une société de l'acculturation et nous devons utiliser le langage de la psychanalyse pour pouvoir défendre efficacement certaines idées. Même les points de vue de Freud ont ici une importance croissante pour environ 15 à 20% de la population.

-Que voulez-vous faire pratiquement ?

-Je pense que les trois ou quatre années consacrées à l'analyse didactique ne me servent plus. Je crois que je vais travailler au Dahomey avec quelques autres médecins qui sont revenus d'Europe. Nous n'avons pas tous les mêmes points de vue.

Quelques-uns de mes collègues ne font confiance qu'à la médecine occidentale. Je crois néanmoins qu'on forme une bonne équipe.

-Comment s'est déroulée jusqu'ici votre formation professionnelle ?

-J'ai fréquenté l'Ecole supérieure au Dahomey et j'ai étudié la médecine au Sénégal. Je termine ma spécialisation de psychiatre à Fann.

-Pensez-vous que les médecins européens à Fann comprennent quelque chose des malades mentaux ?

Il y a ici deux sortes de médecins européens.

Les uns sont convaincus de leur supériorité. Ils veulent forcer pour intégrer dans leurs systèmes tout ce qu'ils voient. Je crois qu'ils ne comprennent et ne sont efficaces en rien.

Ils distribuent des pilules et repartent comme ils sont venus.

Il y a deux sous- groupes dans le second cas.

Les uns font comme s'ils s'adaptaient.

Ils sont au fond comme les premiers. Ils jouent un jeu parce qu'ils ne peuvent pas faire autrement. Ils parlent de l'Afrique comme d'un endroit où on peut « obtenir certaines choses ».

Ils trichent avec la langue.

Le second sous-groupe comprend ce qu'il y a à faire ici et combien c'est difficile. Ces médecins peuvent aider.

La plus grosse difficulté ici au Sénégal mais aussi au Dahomey, c'est qu'on ne dit pas tout. Même quand les Européens ont des amis ici, il y a toujours ici des choses qu'on leur cache.

-Quand on a analysé le cas de Cherman et pris en considération le traitement de ses crises, pensez-vous qu'on avait compris l'essentiel ?

-Je n'ai rien dit là-dessus. Je pense qu'on peut, sur n'importe quel malade, tout affirmer. Ces hypothèses hâtives me semblent dangereuses

-Auriez –vous traité Cherman à l'électrochoc ?

-Je pense que c'était prématuré.

Le malade lui-même a réclamé l'électrochoc. C'est une sorte de jeu pour lui. Que va-t-il exiger la prochaine fois et que feront les médecins dans ce cas ?

-Appliquez –vous des électrochocs ?

-Dans quelques cas oui. Il se trouve que le prolétariat est de plus en plus pauvre. Les neuroleptiques coûtent cher.

Si on peut utiliser l'électrochoc pour écourter un long traitement chimique-un traitement de crise ne coûte quasiment rien- alors on devrait le faire.

-Encore deux questions ?

Est ce qu'il y a du racisme à Fann ?

IL me semble que le racisme entre médecins est inévitable, parce que d'une manière ou d'une autre nous sommes différents. Et comment nous Africains on nous accepte, nous sentons que quelque chose nous sépare. Il y a eu des Européens qui ne pouvaient pas rester. Ils se sentaient toujours soumis au racisme. Je pense que Professeur Collomb fait tout pour l'atténuer. Mais je suis convaincu que le racisme est inévitable. Nous ne sommes pas pareils.

-On évite de parler de choses sexuelles durant les conférences.

On traite de l'homosexualité, justement du côté africain avec une certaine agressivité. Vous avez au Dahomey l'institution du « meilleur ami », qui n'est certainement pas une institution homosexuelle mais qui, dans la période des rites de passage et même plus tard, peut se traduire en comportements homosexuels ambigus.

Que pensez-vous de l'homosexualité ?

-Je dois vous dire, pour ce qui est « du meilleur ami » au Dahomey, que je n'en sais rien.

Cela montre comment on peut être aliéné par rapport a sa propre culture.

L'homosexualité n'est pas si prégnante au Dahomey. Je ne sais pas ce que les colonisateurs en ont apporté. Je n'ai rencontré ce problème qu'au Sénégal. Peut-être que l'islam ici a contribué à sa propension. Mais je ne le sais pas précisément. Je ne me suis peut-être pas beaucoup occupé du problème.

-Considérez- vous l'homosexualité comme une névrose ?

-Cela dépend.

Un pédéraste est venu me voir récemment car il avait de forts accès d'angoisse. Il voulait être libéré de son homosexualité. Je ne pense pas qu'il soit névrosé. IL est victime d'un phénomène de mode. Il vend sur la place de l'indépendance des cigarettes, des souvenirs et autres.

Les Syriens et les Libanais ne lui donnent de la marchandise que moyennant des relations sexuelles.

-Alors, c'est quoi un névrosé pour vous ?

-Des hommes, qui par nature, penchent vers l'homosexualité. Ceux qui, sur la base de la structuration particulière de leur psychisme, portent avec eux a priori cette faute.

Entretien avec le Dr. Maurice Dorès. Médecin chef au Département psychiatrique de Fann. Février 1974.

Hubert Fichte : On a créé ici en 1958 le Département psychiatrique.

Dr. Dorès. Ce sont les Professeurs Raymond et Aya qui l'ont créé. Il n'y avait pas de malades mentaux dans cet hôpital ; on amenait les fous au Cap Manuel ; on les y enfermait dans des cases et on les laissait végéter.

-Une neurochirurgie est annexée à la psychiatrie avec l'équipement le plus moderne. Qui l'a financé ?

-La Coopération française-une sorte d'aide au développement française. Le problème ici, c'est, une fois installées, la maintenance des infrastructures.

-L'ergothérapie- on évite ici la thérapie occupationnelle. Quelle est la raison ?

-En Europe même, l'ergothérapie est assez controversée ; elle n'entraine qu'un semblant de thérapie. Le but recherché est de faire en sorte que le patient développe sa personnalité à travers une activité productive et soit amené à être guéri.

Je me souviens d'une malade qui était totalement muette et qui n'a pu être amenée à transmettre le contenu de ses hallucinations que grâce à l'ergothérapie.

Il est cependant important que les activités dans une ergothérapie correspondent aux activités dans sa propre culture.

On a essayé d'amener les malades à Fann à dessiner. Le dessin est maintenant devenu ici quelque chose de tout à fait étranger aux malades. Un autre médecin peut faire sculpter des masques aux malades. Cela a rencontré une grande résistance. Et nous avons finalement reconnu qu'il y a un système de castes au Sénégal. Il n'y a que les membres d'une certaine caste qui ont le droit de sculpter. Il y a des castes de tisserands, de teinturiers, de cordonniers. Un membre de la caste des nobles n'acceptera jamais d'exercer un travail artisanal. L'ergothérapie peut donc perdre ici toute efficacité si on veut obliger par-là les malades à exercer une activité qui ne leur est pas permise ou une activité qui leur est taboue. Dans certaines activités on a tout de même découvert chez certains malades des talents incroyables. Ils vivent aujourd'hui totalement intégrés dans la société sénégalaise et exercent une activité artistique.

- Vous disposez de combien de places à Fann ?

- A peu près 150 lits.

- Combien de médecins ?

- Il y a 5 Départements. Chaque Département est dirigé par un psychiatre. Chaque Département est en outre subordonné à un psychiatre qui se trouve encore en formation.

Il y a encore ensuite quelques psychologues et le Professeur Collomb qui est le Directeur.

C'est un état-major de médecins bien pourvu dans un contexte africain.

- Quel rôle jouent les étudiants à Fann ?

- Les étudiants participent aux conférences parce que c'est obligatoire. Les études de médecine incluent la psychologie. J'ai le sentiment que les médecins européens pourraient apprendre beaucoup des étudiants ; ils comprennent bien plus que nous des détails des histoires des malades.

- Bien, Dr. Diop et Dr. Ahyi sont africains, l'un est sénégalais, l'autre vient du Dahomey. Est ce qu'il y a ici des problèmes de racisme ? J'ai le sentiment que le visage des étudiants africains se ferme dès qu'un Européen prend la parole dans les conférences.

En effet. Du reste Dr. Ahyi éprouve également en tant que Dahoméen les mêmes difficultés que les Européens par rapport à la culture sénégalaise.

Les étudiants africains acceptent très mal que les Sénégalais soient utilisés comme objets d'étude.

La coloration intellectuelle à Fann est peut-être trop claire. On n'a jamais discuté à fond de ce problème.

Les étudiants sénégalais nous écoutent avec une certaine méfiance et ceci explique peut-être pourquoi très peu de médecins sénégalais viennent à Fann.

Nous leur appliquons une manière de voir presque de type ethnologique. Nous voulons qu'ils s'expriment en Africains. Des barrières se dressent toujours quand on considère quelqu'un comme le représentant d'une ethnie, en ne l'acceptant pas comme quelqu'un ayant sa personnalité propre.

-On peut comprendre la maladie mentale comme un système linguistique-un système qui se sert des mots. Très peu de psychiatres parlent ici les langues nationales sénégalaises.

Il me semble personnellement qu'on ne peut pas être un psychiatre, sans maitriser la langue des malades.

Il se trouve que les Européens à Fann ne sont pas moins doués en langue que les managers industriels ou les membres des Peace corps américains-mais il y a tout de même 20 000

Français à Dakar. Les Français et les psychiatres français se sentent ici comme chez eux.

Une sorte de colonialisme s'exprime ici dans le fait qu'on ne rencontre que rarement un Français qui parle le Wolof.

Est-ce que cela ne pourrait pas être une réaction de défense des psychiatres, réaction née de tensions psychiques ? Un refus d'accepter le langage des fous ?

- Peut-être que les Français s'emmurent ici dans leur identité linguistique. Cela s'exprime aussi dans d'autres domaines. Les Français éprouvent un besoin d'importer de la nourriture, des produits français.

D'un autre côté, Fann se distingue par une rare ouverture vis à vis de la culture sénégalaise.

- Je crois que ce sont des formes de vie des Sénégalais qui favorisent cette ouverture.

Jusqu'à il y a peu, la société sénégalaise supportait bien les malades mentaux.

On ne se ferme pas l'un à l'autre ici. Les problèmes des uns sont aussi les problèmes des autres.

Et ensuite, la personnalité du Professeur Collomb a favorisé cette ouverture. Collomb a compris dès le départ qu'on pouvait tenter quelque chose ici.

- Je pense que Fann est la première clinique psychiatrique en Afrique de l'Ouest ?

- En effet. En réalité, Fann a fait des émules-Il n'y a toujours pas beaucoup de psychiatres africains. Il y en a un seul au Mali. Il y a une clinique psychiatrique au mali où les européens sont en surnombre.

L'asile psychiatrique en Haute Volta a été transformé selon le modèle de Fann. Il n'y a rien en Guinée. En Mauritanie également il n'y a rien.

En Gambie, rien. Il y a un psychiatre en Mauritanie formé par Professeur Collomb.

J'ai moi-même érigé il y a quelques années une station psychiatrique en République centrafricaine.

Il y a au Cameroun depuis quelques années une clinique psychiatrique dirigée par un élève de Collomb.

- Vous avez écrit qu'avant l'installation du Département de Fann, il régnait une situation dans la psychiatrie sénégalaise qui rappelait le camp de concentration.

- Il y avait au Cap Manuel des galeries, des cellules-la même chose à Saint Louis. L'administration coloniale les avait installé il y a 30 à 40 ans. On y trouve aujourd'hui encore des occupants. Les malades sont à peine nourris. Ils ne sont pas pris en charge médicalement.

- Est ce que ces malades vont maintenant être pris en charge par Fann ?

- Nous avons transformé l'asile de Thiaroye en clinique psychiatrique. Deux médecins travaillent là-bas- mais beaucoup d'occupants ont été déportés par l'administration à Tambacounda- un village qui était destiné à recevoir des lépreux. Ce qui se passe à Tambacounda est abominable !

Les autorités officielles ont ignoré les recommandations des psychiatres. Ils s'intéressent davantage au tourisme et les malades mentaux dérangent dans l'espace public.

On les ramasse et les envoie à Tambacounda.

Mais nous espérons nous, à Fann, pouvoir apporter un jour une amélioration de cette situation.

- De telles mesures d'assainissement sont pourtant étrangères à la psyché sénégalaise. D'où cela provient-il maintenant ?

- Les fonctionnaires sont chacun pour soi très compréhensifs mais pour autant aucun ne veut risquer d'être exposé au reproche que dans son domaine de compétence des situations sont tolérées qui puissent effrayer les touristes. Le Président et le Premier Ministre sont très ouverts aux problèmes psychiatriques, mais influencer toute une hiérarchie bureaucratique est une tâche difficile.

- Il y a combien d'infirmiers à Fann ?

- Au pavillon d'accueil, 4 et à chaque station de même 4.

Des Africains ?

- Oui.

- Combien d'hospitalisations par mois ?

- Environ 50

- Comment s'opère l'hospitalisation.

- Il s'agit souvent de malades qu'on a observé depuis longtemps. Les troubles augmentent soudain. Les voisins prennent peur. On entrave le malade et on l'emmène chez le Préfet. Le Préfet se met en rapport avec Fann et le malade est livré. En principe on doit payer 500 f sénégalais à l'admission-environ 7 marks. Les fonctionnaires paient un 1/5 des frais d'hôpital ; si le malade est un indigent, on le déclare nécessiteux, il reçoit un billet du maire et n'a plus besoin de payer quoi que ce soit. Les maires paient pour lui.

Ces paiements cependant sont opérés très tardivement et dans la plupart des cas pas du tout.

- Est ce que les hospitalisations se font vraiment de manière juste ?

- La plupart des malades ont des parents à Dakar et généralement, ils ont quelqu'un qui les protège face aux autorités. Du reste, un malade mental qui a tué quelqu'un ou mis le feu à tout un village n'a aucune difficulté à être hospitalisé.

- Est ce qu'il' y a beaucoup de malades qui sont traités de manière ambulatoire ?

Je ne traite presque que de manière ambulatoire dans mon Département. Je n'envoie encore que rarement au Département psychiatrique. Je n'hospitalise que quand les difficultés dans la communauté deviennent insurmontables ou quand je présuppose que les troubles psychiques ont une origine organique.

Même dans les cas d'excitation sévère, une piqûre symbolique suffit et les problèmes peuvent être résolus dans une discussion menée en commun entre les médecins, les amis et les malades et on peut libérer le malade et le traiter de manière ambulatoire.

- Ce qui évite que le malade soit traité plus tard dans sa communauté comme un ancien interné d'asile d'aliénés.

Quelles sont les maladies mentales qui apparaissent ici le plus fréquemment.

- Chaque médecin diagnostique d'autres maladies ; donc, dans une station, on peut trouver des intellectuels névrosés- dans une autre par contre plus de schizophrènes.

La symptomatologie de Fann ne correspond pas à la morbidité réelle du Sénégal. Je note des différences dans les maladies que j'ai rencontrées en République centrafricaine et à Paris.

Une certaine sorte de Bouffées délirantes- d'états de délire-qui m'ont frappé en Centrafrique est rare ici. Nous notons ici des profils difficiles à classer mais qu'on peut bien rapprocher de la schizophrénie.

La Trans culturation favorise des formes de maladie schizophrénique. Les Bouffées délirantes diminuent.

Cela vient peut-être du fait que les Bouffées délirantes ne trouvent plus les explications religieuses traditionnelles et les thérapies dans une société en mutation et cherchent de ce fait une issue dans le psychisme, dans des états de schizophrénie.

Je crois que chaque culture possède un dysfonctionnement psychique particulier ; au Sénégal, en ce moment c'est une psychose hystérique, des troubles qui prennent des formes de schizophrénie sur une base d'hystérie.

- Est-ce que le développement industriel au Sénégal n'a provoqué que les maladies du psychisme ou a-t-elle rendu les thérapies traditionnelles inefficaces ?

- C'est très compliqué. Il n'y a pas que la société qui est en train de se transformer-même les rites traditionnels ne sont plus interprétés de la même façon.

La transe par exemple ne se manifeste plus dans une société de la Trans culturation sur la base d'une tradition inébranlable, dans une telle société, la transe agit de manière pathogène.

Les croyants le disent eux-mêmes-les gens refusent de tomber. Ils pensent de ce fait que c'est indécent de tomber en trance pendant les cérémonies religieuses.

On ne devrait pas non plus sous-estimer l'influence de l'islam. Vous pouvez observer que les hommes surtout se mettent à l'écart dans une attitude méprisante pendant les rites de *N'Doep*. Une partie de la famille croit encore que le *N'Doep* peut guérir certaines maladies mentales, pendant qu'une autre partie sous influence musulmane n'y croit pas.

- Comment mesurez-vous la signification des infections dues à la syphilis pour les troubles psychiques au Sénégal ?

- Très grande. Au moindre soupçon, on procède à une ponction lombaire et très souvent on trouve alors chez de vieux patients un début de paralysie.

La part somatique dans les troubles psychiques est très élevée en Afrique. Il n'y a simplement pas assez de services qui traitaient à temps des affections somatiques.

Un psychiatre ne doit pas penser et agir étroitement dans les catégories psychiatriques. Le mieux pour lui c'est d'oublier toute psychiatrie.

La psychothérapie du *N'Doep* par exemple permet souvent que la société en tant qu'ensemble gagne une nouvelle sécurité et le malade en tant que tel sert à ce niveau uniquement de prétexte.

Il y a des *N'Doep* sans malades. La communauté en sort renforcée comme une forteresse.

Beaucoup de maladies mentales sont déclenchées et l'échange de relations à l'intérieur du groupe en est affaibli. La valeur des actes s'est transformée. Les psychiatres ne peuvent qu'en être témoins. Nous en savons très peu pour intervenir dans ce qui se passe. Pendant des années, nous avons soigné les relations avec les guérisseurs traditionnels. Je pense que nous n'aurions provoqué que de la confusion en voulant en tant que psychiatres européens appliquer des méthodes traditionnelles de guérison.

On ne peut pas non plus faire fi des décisions des malades. Ils ont le choix entre une thérapie traditionnelle et la clinique psychiatrique. S'ils ont choisi Fann, nous devons les traiter avec nos moyens.

Les manipulations symboliques à Fann et les manipulations symboliques lors d'un N'Doep ne mobilisent pas chez les malades les mêmes forces.

Un malade l'a récemment formulé comme ceci : -je fais confiance aux prêtres du *N'Doep* à la maison, les *N'Doepkat*. A Fann, je fais confiance aux psychiatres et à la psychiatrie européenne.

On ne doit donc pas manipuler avec légèreté les symboles des malades.

- Quelles sont les méthodes curatives qui sont appliquées à Fann ?

- Les méthodes classiques de la psychiatrie. Nous donnons des neuroleptiques. Nous guérisons du reste de manière croissante sans aucun traitement médicamenteux. Nous n'avons réussi qu'au long des années. Une clinique psychiatrique ne peut bien travailler qu'avec un personnel soignant expérimenté. Beaucoup d'infirmiers avaient auparavant l'habitude d'attacher le malade sur un lit à la moindre agitation et de le soumettre à un électrochoc. Cela a changé depuis quelque temps. Les infirmiers ont appris à écouter patiemment un patient qui délire et cela a une grande signification dans beaucoup de cas. Les infirmiers prennent en charge déjà et souvent une partie importante de la psychiatrie. On n'emploie presque plus d'électrochoc. On peut maintenant très bien classer les délires pour les Africains dans la mythologie traditionnelle. Le malade est saisi de délire dans un schéma précisément prévu. C'est ce qui explique que les affections soient si fascinantes ici, avec un seul cas, on peut pénétrer dans tous les mythes de la culture sénégalaise.

Si on n'a pas entièrement exclu le malade de la société, il oublie alors au cours du temps ses hallucinations et commence à se plaindre de troubles physiques. A ce stade les infirmiers interviennent pour le materner et le malade commence alors dans une 3ème phase à s'exprimer sur les véritables raisons de sa pathologie.

-On admet aussi à Fann des cas urgents et des candidats au suicide.

Les cas urgents sont souvent connus des années durant et il s'agit moins d'une crise soudaine que davantage d'une réaction de défense soudaine des proches ou d'une réaction particulièrement violente du malade à une intolérance devenue insupportable de son entourage.

Ces tensions peuvent provoquer des incendies criminels et des voies de fait. Mais on ne doit pas exclure dans ces cas urgents une cause somatique : méningite, paludisme etc.

Nous avons ici une Unité de soins intensifs pour les suicidaires.

Le suicide par somnifère est de plus en plus utilisé ici.

Cela s'explique par le changement de la société sénégalaise. La forme la plus courante du suicide en Afrique était de se jeter dans un puits ou de se pendre.

Je pense que la société accepte bien le suicide.

J'ai dans mon service une femme qui s'est jetée deux fois dans un puits et qui est maintenant en voie de guérison. Son mari s'est certes séparé d'elle mais elle a déjà trouvé un autre mari. Ses parents et ses amis ne se sont pas éloignés d'elle. Elle souffrait de psychose puerpérale. On appelle cela au Sénégal « *Merette* » et on croit que le sang monte dans la tête de la mère après l'accouchement. On interprète la psychose en termes de possession d'un *Rab*, d'un Dieu. Peut-être qu'on va la trainer au tribunal et cela entraine un paradoxe dans le fait que la société tolère ce que l'Etat ne tolère pas.

Il faut cependant espérer que les tribunaux vont oublier son cas dans la mesure où l'administration est moins sévère ici qu'en Europe. La société ne brise en aucune manière la vie de la femme.

- Dans le vaudou haïtien, un rituel d'honneur accompagne le deuil de celui qui s'est suicidé. Les prêtres du vaudou font tout pour récupérer la corde du pendu dans la mesure où ils lui confèrent des pouvoirs magiques dont ils peuvent se servir pour leur travail.

Pensez-vous qu'il y a un sens durant les entretiens avec les patients de parler de « malades » et de « maladies » ?

Le concept de « malades » n'est théoriquement pas heureux. Des troubles psychiques reposent la plupart du temps sur des dysfonctionnements dans les relations sociales et ceux-ci concernent aussi les médecins.

Pourtant, on ne peut pas éviter totalement l'appellation « malade ». Je pense même qu'on devrait l'employer. On aurait perçu nos patients auparavant comme des possédés de Dieu-on les désigne aujourd'hui comme « fous », « idiots », cela s'appelle en Woloff le « *doff* ».

C'est mieux, du reste, d'être perçu comme malade et susceptible d'être guéri que comme doff.

Nous insistons constamment sur le fait qu'à Fann il n'y a pas de médecins et de malades-nous sommes tous pareils. C'est la personne qui compte. Cela peut sembler illusoire mais nous essayons de le faire.

-On sait qu'au Sénégal il y a une culture de la honte. N'est-il pas humiliant et honteux pour un patient d'être mis au milieu de médecins dans des conférences et de lui poser des questions plus ou moins sensées ?

Je ne pense pas que ce soit moralement très lourd et très humiliant.

Une relation cordiale ne peut en être parasitée si on explique au patient pourquoi on le fait, qu'on veut soi-même apprendre. Beaucoup de malades se sentent interpellés comme des stars quand ils peuvent s'asseoir au milieu dans une conférence et ceux qui n'y sont pas invités se sentent rejetés.

On a présenté Cherman mardi dernier. Il s'est fait comprendre avec une grande lucidité. On a diagnostiqué chez lui une sévère affection née d'une histoire incomplète de maladie et envisagé une thérapie à l'électrochoc après qu'il soit parti.

-A cette conférence, ce sont plutôt les Français qui se sont exprimés.

Tout ce que Cherman a dit pourrait sans doute être expliqué dans le cadre de la culture sénégalaise traditionnelle et là, on aurait peut-être pu trouver une thérapie.

Chaque médecin a ses propres vues en ce qui concerne l'électrochoc. Dans mon service les infirmiers ont désappris à pratiquer l'électrochoc.

On admet les patients à Fann à condition que les familles s'impliquent dans les soins. Que signifie cela ?

-Cela signifie que les familles doivent payer 500frs CFA-environ 7 marks à l'accueil. Les accompagnants des malades sont de même hébergés. Beaucoup de familles apportent chaque jour le repas à leurs parents malades.

-Il semble y avoir un tabou dans les conférences. La question sexuelle. Même chez Cherman – chez qui c'était peut-être déterminant dans sa maladie- on a évité de discuter de ses habitudes sexuelles.

Comment se pose de manière pratique la cohabitation sexuelle dans les établissements ?

-Les patients, hommes et femmes, se rencontrent comme dans toutes les cliniques psychiatriques mixtes, des couples se forment, nous célébrons des mariages de temps en temps. Les départements mixtes ne datent pas de longtemps. Avant, il y avait aussi à Fann des services séparés selon le genre, jusqu'à ce que je pris un jour dans mon département une femme parmi les hommes, ensuite deux, puis trois. Le problème de « département séparé » n'en est plus un depuis lors.

-A Fann aussi le complexe d'Œdipe semble rester actuel et ainsi le problème de l'homosexualité également. Freud et ses successeurs la classent parmi les névroses. Ainsi, on évite la discussion théorique pendant les conférences par exemple. Qu'en pensez-vous ?

-Il y a des formes d'homosexualité que nous rencontrons pendant les thérapies et il y a l'homosexualité comme facteur sociologique.

L'homosexualité que nous avons identifiée au cours d'une thérapie est bien une pulsion universelle qui doit être plus ou moins refoulée. Le problème, c'est à quel point elle a été refoulée.

Comment canalise-t-on l'homosexualité dans la société africaine. Je crois qu'à ce niveau des rites d'initiation et de passage sont très significatives. La circoncision par exemple ; Chants, gestes, gros mots, le prêtre qui procède à la circoncision, expriment la pulsion homosexuelle. Elles expriment la pulsion une dernière fois pour ainsi la dépasser. La circoncision m'apparaît comme le dépassement de la féminité chez l'homme, de l'ambiguïté sexuelle.

-Que signifie le mot « *Pinth* » ?

C'est du Wolof et signifie « Assemblée ».

On désigne ainsi une sorte de thérapie de groupe institutionnelle.

Une telle thérapie dans cette forme a été développée par L'École de Dakar à Fann

-Le *Pinth* se distingue par une décontraction particulière. Une analyse du discours des malades n'y peut pas aller très loin. Beaucoup trop de gens y prennent part.

Le plus important au *Pinth*, c'est le fait que des malades, infirmiers, médecins, d'anciens malades, des amis discutent entre eux de leurs problèmes sans aucune complication. On y note une certaine solidarité.

Les différences sociales sont gommées. Le *Pinth* est donc un facteur thérapeutique, une psychothérapie ne peut tout simplement pas le remplacer, d'autres discussions plus intensives sont nécessaires et éventuellement, des médicaments, et des discussions en petits groupes.

- Quels sont les médicaments que vous utilisez -

- Avant tout, les neuroleptiques devenus désormais classiques. Surtout le largactil ; le gardénal aussi etc.

Il nous manque souvent des médicaments tellement fondamentaux comme l'aspirine ou la pénicilline. Notre budget est très limité.

-Est-ce que le largactil produit encore des effets secondaires sévères qu'on pouvait observer dans les années cinquante à propos de la réserpine, etc.

-Aucun ou alors de manière limitée. On peut bien l'utiliser pour un traitement ambulatoire- bien entendu administré en petite dose.

-Est qu'on expérimente à Fann aussi des médicaments pour le compte de l'industrie pharmaceutique ?

Plus désormais comme dans les autres cliniques psychiatriques. Mais il s'agit chez nous de préparations testées sans exception par des laboratoires et sans effets toxiques.

Nous n'avons jamais procédé à des expériences sur les malades.

-Comment s'est déroulée votre formation ?

-Les Professeurs Delay et Bourguignon m'ont formé à la psychiatrie-à l'hôpital Sainte Anne. J'ai eu la chance de travailler avec Pierre Klein qui nous a appris que ce sont les malades qui nous forment dans la psychiatrie et non les universités. Je n'ai lu des manuels de psychiatrie que deux ou trois ans après le début de mes études et je suis fier que mes expériences aient précédé mes lectures.

J'étais une sorte de coopérant dans l'armée française et je suis allé en République centrafricaine comme psychiatre où j'ai construit une clinique psychiatrique. Je me suis mis en relation avec Professeur Collomb depuis là-bas et commençai à m'enthousiasmer pour l'ethnopsychiatrie. Je revins à Paris pour quelque temps. Je travaille à Fann depuis 4 ans :

-Dans votre travail :

- Vous écrivez : « Bilinguisme et psychothérapie » La langue, le discours des malades mentaux, c'est souvent le français ». Vous donnez un exemple. Ils s'expriment de manière excessivement explosive qui me rappelle le français utilisé dans les cérémonies vaudou à Haïti et en même temps, Joyce ou Senghor.

-C'est effectivement le problème déterminant : l'aliénation. Nous sommes pris dans une certaine manière de s'exprimer. C'est la raison pour laquelle les écrivains modernes brisent leur langue pour pouvoir exprimer quelque chose de nouveau.

Est-ce que cela n'est pas une analogie par rapport au malade mental qui, de même, brise sa langue pour exprimer quelque chose d'autre.

-Un pas supplémentaire serait de guérir une langue pathogène par une manière thérapeutique de s'exprimer et là, nous sommes déjà dans les procédés thérapeutiques des marabouts, des guérisseurs islamiques capables de traiter les malades mentaux par des chants et des litanies.

Pensez-vous donc qu'un malade contaminé par le français de la société transculturelle est capable aussi de montrer des signes physiques de cette contamination ?

C'est une hypothèse très osée, mais pourquoi des mots ne devraient-ils pas avoir une matérialité chimique !

-Vous écrivez : -Nous avons besoin ici de quelque chose d'autre que qu'une psychanalyse qui apporte complexe d'Œdipe et castration qui sont des concepts qui ont peu d'effets ici.

-Quels seraient ces autres concepts ?

-Un mode de pensée à lui seul ne peut pas couvrir le phénomène des psychopathologues africains. Nous arrivons trop souvent à des conclusions séduisantes en utilisant la psychanalyse, nous faisons en réalité des raisonnements circulaires.

Je pense que nous devrions oublier de temps en temps la psychanalyse et nous tourner vers des explications concrètes, historiques et sociologiques.

Deuxième entretien avec Maurice Dorès le 29 mai 1976.

Hubert Fichte : Vous m'avez proposé une deuxième interview quand nous nous retrouvâmes deux ans après notre première discussion. Vous dites qu'aujourd'hui, vous répondriez avec moins de grosse contrainte.

Quelles étaient les contraintes au cours de notre première interview ?

Mauris Dorès : c'étaient des contraintes internes. Je n'étais pas conscient de représenter une certaine idéologie. Mon discours était stéréotypé. Il me semble que j 'ai analysé entretemps mon discours. J'ai reconnu que toute psychiatrie avait un caractère idéologique. Maintenant, je peux mesurer cette idéologie.

F : quelle idéologie vous a empêché à l'époque de parler ouvertement du Centre Hospitalier Universitaire de Fann ?

D : celle néocoloniale et un besoin de me justifier.

Il est impensable aujourd'hui, quand on vient dans un pays, de dire de manière claire qu'on vient pour en profiter. On vient, en tant qu'expert de la politique d'aide au développement pour donner et non pour prendre.

C'est le discours de Fann. On s'offre soi-même, on apporte quelque chose. Là, vous avez toute l'idéologie néocolonialiste, tout le processus de rationalisation. Nous sommes ici pour les Africains. Mon développement signifie : Je sais que je ne suis pas là pour les Africains. Les Africains en ont assez des gens qui viennent pour eux, qui travaillent pour eux.

F : est-ce que ce discours néocolonial est devenu plus clair ces dernières années ?

D : oui. Il y a un travail qu'on ne peut pas faire des années durant sans se démasquer. Fann est un produit du néocolonialisme. La position des Français y est facile à expliquer. Fann est une partie du système universitaire français. Chacun y prépare sa « Thèse » ou son « Diplôme ». Chacun y vient parce qu'il peut être en possession d'un matériel anthropologique extraordinaire Les thèse et les films le montrent clairement. On se heurte à des murs quand on veut procéder autrement. J'avais l'intention de réaliser un projet, qui aurait pu être accessible à tout un chacun, au peuple sans département fermé, sans une atmosphère de malades. C'était impossible.

F : est-ce que cette idéologie néocoloniale est un produit direct du système universitaire français ?

D : j'en suis convaincu.

F : comment expliquez-vous que lors de notre première discussion, vous n'ayez pas reconnu votre position ?

D : j'étais comme beaucoup d'autres fasciné par une certaine idée de l'Afrique. Quand on arrive, on est enthousiasmé et tout le système y contribue, pour tout ce qu'on peut toujours faire avec cet enthousiasme- et ceci pour des raisons qui, en retour, sont en relation avec ce système. La confusion est adroitement entretenue. Je me suis exactement laissé faire à ce jeu.

L'Afrique s'est-elle même aliénée- aliénation sociale, aliénation par la hiérarchie. On trouve en Europe et en Afrique exactement les mêmes phénomènes et, en outre, une aliénation dans l'État lui-même et une aliénation psychique-le néocolonialisme et le racisme.

F : le constat de votre aliénation est –t-il arrivé comme un choc ou lentement ?

D : par un constat. A travers ce projet de Saint Louis dont j'ai parlé.

Que je ne pouvais pas réaliser.

F : je ne voudrais pas utiliser pour un moment ce terme d'« idéologie » et ne considérer que le discours dont on se sert à Fann pour parler de Fann. Comment expliquez-vous ces stéréotypes ?

F : vous voulez que je parle de mandarinat. Je qualifierais le système français de mandarinat. Il y a le mandarin et c'est une caractéristique très révélatrice pour l'Université de Dakar. On ne peut exiger de lui qu'il rédige des articles critiques sur sa propre pratique. Au contraire. N'importe quel chef de chaque département vous dira : Vous voyez, mon service est si beau.

On l'écrit une fois et on le répète dix fois, quinze fois. On doit beaucoup publier quand on appartient à l'Université.

Tous ceux qui passent à Fann reprennent les articles publiés et c'est ainsi que nous avons 100, 200, 300 articles qui sont totalement identiques.

F : vous étiez fasciné par Fann au début de votre séjour.

D : ce qui me fascinait à Fann, c'étaient les malades.

F : l'enthousiasme général semble retombé. J'observais chez quelques collaborateurs à Fann une haine sans fard, une haine irrationnelle.

D : certaines personnes… Chacun cherche à tirer un avantage personnel quand bien même cet avantage est limité par les avantages des autres…C'est justement cela qui est dans la mentalité à Fann. C'est le système qui conditionne cela.

Ici, on ne pratique pas de la psychiatrie qui essaie de comprendre les formes par lesquelles la maladie se manifeste.

Comment peut-on comprendre les formes de manifestation, si on n'écoute pas les gens ?! Si on veut écouter les gens, il faut comprendre leur langue.

En lieu et place, on se sert sans discontinuer des projections européennes. Les psychiatres délirent.

La problématique de Fann, c'est de posséder et déposséder.

Les gens viennent en Afrique pour s'approprier quelque chose : des terrains, de l'argent, des psychismes, des corps.

F : marxisme réduit. Le problème du capitalisme.

D : justement.

F : d'un point de vue psychanalytique : un problème oral.

D : je pense bien.

F : permettez-moi une parenthèse sur l'exotisme.

On méprise l'exotisme. Est ce qu'il ne se cache pas derrière l'exotisme un besoin psychique authentique ? Pensez aux mouvements des touristes, des agents de l'aide au développement, des psychiatres.

D : quand quelqu'un quitte son pays, il parcourt de vastes distances dans l'espace et dans le temps. Une force le pousse. C'est certainement la force la plus significative de sa personnalité qui le pousse. Donc un désir. C'est là qu'intervient, de mon point de vue, « la bonne volonté » dont parle Sartres. On est responsable de ce qu'on fait de ce désir, si on l'élabore, le structure. L'alternative est : travail ou désinvolture.

F : une grande bibliothèque a été rassemblée à Fann : Collomb, Zemplini, Ortigues. Pensez-vous que ces travaux élargissent notre connaissance de l'Afrique ?

D : il faut regarder chaque cas isolément. En ce qui concerne Collomb, je crois qu'il est passé à côté des problèmes. Il sera certainement intéressant de lire, que cet homme a pensé ces choses en ces temps-là, pour reconnaître qu'on peut se tromper de cette façon.

Mes propres observations contredisent les écrits de Collomb et tout ce que ses collaborateurs ont répété. Vous avez observé que dans un quartier l'enfant d'une sœur peut être donné à la tante. Ceci contredit toute expérience clinique dans le cas de plusieurs mères. Au contraire, la mère africaine est unique, terrible, effrayante, dévorante. Il y a le film « les dents de la mer » ; dans le journal « Le soleil » on a écrit « les dents de la mère ». Chaque fois qu'un homme impuissant vient me voir, la mère l'accompagne. Elle montre le membre de son fils et dit : Qu'est-ce que c'est que cela ? Il n'est pas rigide. J'ai observé des enfants élevés par leur tante et qui les offense à l'âge de trois ans en leur disant : Tu ne m'as pas enfanté !

-On peut donner l'enfant africain à un tiers ?

Ce n'est pas vrai !

Un enfant adopté est toujours un cas tragique.

J'ai noté lors d'une Bouffe délirante, d'une psychose, que les enfants après vingt ans veulent revenir sur une séparation et se réconcilier avec le père et la mère.

Et pourtant on affirme :

L'Africain est partie intégrante d'une communauté. Il n'y a pas d'individualisme.

Ce n'est pas vrai.

L'individu est caractérisé, dans ses faits et gestes, dans la honte ou la retenue. Ces deux mots, honte et retenue sont en effet définis en wolof par au moins six expressions.

Et :

L'Africain ne connaît pas la concurrence.

C'est là qu'une réplique devient superflue. C'est facile d'affirmer que quelqu'un est impuissant quand on l'a castré auparavant. Collomb a écrit un travail intéressant sur la Bouffe Délirante, une variante africaine de la psychose.

Ses conclusions sont cependant fausses.

Il affirme qu'il n'y a que la surface de la personnalité qui s'effondre pendant une Bouffe Délirante.

Professeur Sâ de Paris l'a bien vu, La Bouffe Délirante est expérience totale, profonde de l'être humain.

En ce qui concerne Ortigues, il a ainsi mis sur pied une praxis psychologique pour écrire un livre !

Il était venu appliquer un code. Je voudrais simplement rétorquer qu'un psychanalyste sénégalais serait peut-être venu à d'autres conclusions.

Je pense que le travail d'Ortigues n'a pas pénétré le monde conceptuel du wolof. Je pense que quand on fait de la psychanalyse, on travaille avec le discours, avec la langue. Les deux Ortigues ont produit une disposition d'essai dans laquelle l'objet de leurs recherches devait exactement répondre à ce qu'ils attendaient. Ils ont travaillé avec des élèves et des étudiants qui parlaient français.

F : mais c'est du colonialisme aussi. On applique un code étranger ; on condamne l'Africain au mutisme ou à la falsification, dans la mesure où on méprise sa propre langue et qu'on met à sa disposition ce code.

On veut utiliser en fin de compte du matériau brut. Ceci ne laisse à l'exploité d'autre solution que d'exprimer ce à quoi l'oblige le code.

D : c'est une intervention et dans le même temps une contradiction ; le psychanalyste prétend ne pas intervenir.

J'éprouve une certaine admiration pour Zemplini. Il y'a un énorme non-sens dans les travaux de Fann. On saupoudre quelques mots de wolof pour faire bonne figure et on traduit alors ces mots n'importe comment.

Je n'ai découvert aucune erreur chez Zemplini sur 400 pages.

Il a travaillé sérieusement et a fait vérifier ses citations en wolof par des linguistes.

Il disposait également de plusieurs traducteurs. Je ne parle pas de ses conclusions théoriques. Cependant, le matériel qu'il a produit est important et cohérent.

F : des « chercheurs » ont succédé à Zemplini pour lesquels ces critères n'étaient nullement suffisants. Et pourtant, ils n'étaient ni stupides ni susceptibles. Comment vous expliquez vous ce discours officiel mensonger à Fann, et comment vous expliquez vous que les Européens soient ici prêts à se frustrer de cette manière ?

D : je ne crois pas qu'ils sont frustrés.

Même le système universitaire français- et américain, tous deux poussent à cela : publier ou périr.

Pendant cinq ou six ans, un chercheur ne devrait rien publier. Personne n'y est prêt. On publie déjà après six mois, voire six semaines, un article sur le psychisme de l'Africain.

F : vous ne pensez donc pas que les publications à Fann sont à mettre non au compte d'une psychopathologie du chercheur même, mais d'un égoïsme maladroit.

D : Je ne voudrais pas considérer les gens du point de vue de la psychopathologie. Je ne reconnais aucunement à certaines personnes la qualité de chercheur. Ce ne sont pas des recherches. C'est du travail de masse, des commandes, du vulgaire plagiat.

F : quelles sont les bases du diagnostic à Fann ?

D : les mêmes qu'à Pontoise ou Montpellier. Fann est un hôpital psychiatrique comme tous les autres, correct et banal. On prescrit beaucoup de neuroleptiques, on fait beaucoup d'électrochocs. Sa position et une montagne de publications lui ont conféré une certaine publicité.

F : on y traite des Wolof, des Peul, des Mandingues, des Toucouleurs, des Lébous, des Sérères et autres. Qui parle ces langues ?

D : du côté des psychiatres, aucun. Je parle-moi même Wolof. Cela me dérange de ne pas comprendre le toucouleur.je suis saisi d'un sentiment d'absurdité quand je reçois des patients toucouleur. Je me demande ce que je dois dire sur eux. Il y a des choses auxquelles on ne doit pas s'habituer ici. Les gens s'habituent ici. Ils ne voient plus rien. Je ressens une profonde insatisfaction. je ne peux pas m'habituer au fait de ne pas comprendre les hommes que j'ai en face de moi. Et pourtant, je prescris des médicaments. Heureusement que nous avons des infirmiers. J'ai enjoint aux infirmiers dans mon département de penser à ce que le malade raconte. Tout passe à Fann par l'infirmier, y compris toute la thérapie.

Excepté dans votre cas, en ce qui concerne le wolof.

D : on ne parle pas beaucoup des informateurs. L'informateur court et fait tout, des fois même, il collecte les informations pour le chercheur. Il est assez intelligent pour savoir ce qu'on attend de lui, il est suffisamment formé pour tirer profit lui-même de son travail. Il ne signera jamais de son nom un travail de recherche. Certains chercheurs écrivent même leurs articles sans pour autant citer l'informateur.

J'espère arriver avec l'aide de quelques amis à Paris à ce que les informateurs écrivent eux-mêmes et signent leurs travaux.

F : pour moi, il n'y a pas d « 'Ecole de Dakar ». Collomb est là et quelques personnes viennent en outre, restent deux ans, trois ans et repartent pour des raisons inconnues. C'est une absurdité de vouloir faire « Ecole » en médecine.

La véritable recherche est un effort individuel, sur place, difficile et discret.

F : l'Europe n'exporte donc pas seulement une pollution environnementale, mais aussi toute l'inanité et l'infertilité de son université.

Comment réagissent les africains ?

D : violemment. Mais pas en public du fait des structures hiérarchiques.

Fann contrôle tout ce qui relève de la psychiatrie. Les Sénégalais ne disposent que de cette possibilité pour se former en psychiatrie. Des mécanismes de défense existent. « L'absence de manifestations du colonisé est réel ; elle résulte de la conséquence directe des privilèges du colonisateur ». C'est valable aussi pour Fann. Le psychiatre européen dispose d'énormes privilèges. Cela explique la résistance des exploités. Il y a des tentatives linguistiques ridicules. Les plus soumis sont les plus agressifs.

La psychiatrie sera le dernier secteur à « sénégaliser ». Il y a donc une force d'occupation française qui se couvre du manteau et des attributs de la science et de la recherche. Les

Sénégalais qui ne supportent pas cette situation s'en détournent, l'esquivent et s'en vont ailleurs.

F : un des axiomes de Fann, c'est :

La société traditionnelle sénégalaise ne met pas à l'écart les déséquilibrés mentaux.

Avez-vous dans ce cas le moindre indice ?

Il y a quelque chose de vrai là -dedans. On considérait le fou comme quelqu'un possédé par un esprit. C'était une personnalité qui avait vu des choses qui n'étaient pas accessibles aux autres. C'est le schéma idyllique. Tant que le fou se comporte tranquillement, on le supportait vraiment, comme le fou du village en Europe. Cependant, dès qu'il devient agressif, on met en œuvre de manière efficace des moyens de répression terribles.

Je viens de prendre d'un village du Foutah - et là on ne peut vraiment pas parler d'une culture urbaine- un patient qui délirait un peu.

On l'avait enchainé pendant 15 mois. Il pouvait à peine encore marcher.

Il y a des guérisseurs qui brûlent et frappent.

Ce n'était peut-être pas le cas auparavant : une certaine conception de la maladie mentale. Du reste, on considérait bien aussi en Europe les fous comme des gens possédés par le diable.

La société africaine intègre les fous-je ne sais pas ce que cela peut signifier. Toutes les sociétés ont besoin d'un bouc émissaire.

F : intégration au Moyen âge en Europe ou dans les sociétés traditionnelles africaines-Quand bien même ! N'est-ce pas dans tous les cas une forme de vie en dessous de celle des animaux. Battu, enchainé et méprisé. Le fou doit faire ses besoins devant tout le village. Je l'ai vu dans un village psychiatrique traditionnel. Intégré -mon Dieu. Qu'est-ce que cela peut bien signifier ?!

D : vous avez raison. Les malades n'ont même pas une natte pour dormir. La notion de dignité est très importante dans les sociétés africaines. On met dans une situation inhumaine le fou qu'on laisse dormir dans ses excréments.

F : l'idée s'est établie maintenant à Fann d'intégrer le fou dans son village, entre autres par l'intermédiaire de villages psychiatriques. Est-ce qu'une telle intégration est vraiment souhaitable après ce que nous venons de dire ?

D : c'est du folklore. Je ne pense pas qu'une telle tâche devrait être du ressort d'experts étrangers.

Un village est implanté en fonction des besoins d'une population- Construire des maisons n'importe où n'est rien d'autre qu'une pollution environnementale. On le fait à l'africaine. Les étrangers n'ont pas pour mission de créer un milieu africain.

On ne peut pas nier ici le développement de la société.

Nous devons comprendre ce qu'on exige de nous. Quand on attend une certaine forme de traitement psychiatrique, le psychiatre doit développer ses conceptions dans les limites de cette société. La psychiatrie est un mal inévitable en Afrique, on doit donc essayer de ne pas introduire une mauvaise psychiatrie.

F : je reste sur le cas d'un malade qui est traité dans un village psychiatrique moderne de Kenia. Mais alors, ne l'expose- t –on pas dans le même temps à un traitement inhumain dans la famille, dans son village ?

D : je pense- et c'était une partie de mon projet à Saint louis- que quand il y a des infirmiers qui sont connus des malades et qui les visitent régulièrement, ce qui n'arrive pas jusqu'à présent…

Une tendance de la psychiatrie moderne va dans le sens de s'intéresser à la famille en tant qu'entité.

Traiter un schizophrène sans se tourner vers sa mère n'a aucun sens.

On a dit au cours d'un penc qui a réuni l'ensemble du village psychiatrique de Kenia jusqu'à Ziguinchor, que le malade n'a pas droit à la parole.

Un homme qu'une Bouffe Délirante a rendu malade l'a exprimé.

D : le travail psychiatrique aurait dû consister à faire comprendre qu'on doit écouter les malades.

F : j'ai eu cependant l'impression qu'aucun des gens présents n'aurait été en réalité prêt à écouter les malades.

D : nous sommes à chaque fois dans cette situation. On doit changer cette situation. La psychiatrie est quelque chose de très long ;

F : un autre axiome du travail à Fann est justement ce penc. Vous connaissez le discours officiel des Sénégalais. Vous connaissez la retenue, la honte, les tabous pour ce qui est de s'exprimer. Pensez-vous que dans ces conditions, le penc peut avoir une valeur thérapeutique ?

D : le penc peut avoir une signification thérapeutique s'il ne prétend pas être autre chose qu'une rencontre des différents départements de l'hôpital psychiatrique. On fait beaucoup de publicité avec le penc. Les gens se rencontrent tout de même et ce n'est pas une mauvaise chose. Il est loin d'être une thérapie de groupe. On pratique la thérapie de groupe partout dans le monde sauf à Fann. Ici on bat le tam tam. Cela ressemble à quelque chose. Les gens dansent. On parle beaucoup. Le visiteur ne peut cependant pas comprendre que tout ceci n'est pas maitrisé, ni élaboré non plus.

F : comment jugez-vous ces autres rassemblements au cours desquels les médecins etc. sont assis autour d'un malade qui raconte sa vie.

On traduit le récit au psychiatre. Vous posez des questions au malade, questions qui sont, en retour, traduits.

Cette pratique est irresponsable. On l'observe dans plusieurs Centres Hospitaliers Universitaires français. Je l'ai observé à l'hôpital Sainte Anne chez Delay. Je l'appelle « psychiatrie zoologique ».

F : des hystéries sont rares en Afrique, pareil pour la schizophrénie.

On souligne la fréquence de la « Bouffée Délirante » à Fann. Avez-vous élaboré une nosologie ?

D : il y a beaucoup de cas de Bouffée Délirante- mais elle tend à disparaître.

On ne comprend pas ce qui se passe quand on part des schémas conceptuels occidentaux. Il ne s'agit pas tant pour moi de diagnostiquer.

J'essaie de comprendre comment la folie, un épisode compris par la société comme état de maladie, s'insère dans l'histoire du malade quand je fais une visite.

L'analyse de l'existence de l'homme me semble être la chose la plus importante.

L'islam a ici un grand impact. De nombreux délires ont un fondement mystique. On peut appeler cela de mon point de vue Bouffée Délirante. Ces délires cependant peuvent être productifs pour le développement de l'homme ou aussi dénoter une maladie mentale plus profonde.

Je connais une malade qui me paraît complètement guérie- simplement du fait de ses capacités linguistiques à s'exprimer.

Elle aurait pu avoir une double personnalité- schizophrène. ; mais elle avait tant de connaissances, on le lui a reconnu du fait de son expression linguistique qui pouvait la prévenir d'une rechute dans la schizophrénie. Cette femme aurait pu, il y a 50 ans, être membre d'un groupe de possédées, de prêtres, de chamanes.

On ne l'aurait jamais emmenée dans une clinique psychiatrique. Elle aurait eu des enfants et même un mari.

L'assurance avec laquelle cette malade emploie le wolof, son gout et son imagination, ne sera plus la même dans un monde technocratique dans cinquante ans. Elle ne disposera que d'une langue faible. Elle sera devenue schizophrène, car au Sénégal dans 50 ans, il n'y aura que des établissements fermés pour des cas comme le sien où on commettra un acte criminel du fait d'une impulsion psychotique. Elle sera une schizophrène catatonique dans un établissement fermé.

Chaque cas de maladie résulte de la rencontre entre deux processus historiques : l'un qui tient de l'histoire de la personnalité, l'autre celle de la société dans laquelle la personne concernée vit.

F : le cas que vous venez d'évoquer représente donc une des rares guérisons totales ?

D : je ne voudrais pas en dire davantage. L'histoire de cette femme n'est pas encore achevée. Elle a vécu une expérience psychotique au cours de laquelle elle a commis des exactions lourdes. Elle a été guérie sans qu'on lui ait administré du neuroleptique, car elle a heureusement trouvé des hommes qui étaient prêts à l'écouter toujours et qui lui ont donné la possibilité de s'exprimer dans l'art.

F : Freud a formulé le complexe d'Œdipe à un moment précis de sa carrière et s'en est servi comme d'une doctrine. Les Ortigues essaient de montrer en Afrique aussi le complexe d'Œdipe. Est-ce que leurs conclusions positives vous semblent justifiées.

D : Œdipe est un Grec.

La mythologie est un produit des conditions de vie. Il ne semble pas être une bonne méthode que de s'approprier un tel produit, d'aller dans une autre partie du monde et d'y chercher ce qui pourrait correspondre à une telle structure.

F : quel est le rôle du père dans la vie d'un Sénégalais ?

D : on ne peut pas parler ici de la fonction du père sans y intégrer l'islam. Le père représente une certaine morale conformiste. Le père y apparaît inflexible. Quand des confrontations avec le père surgissent, elles apparaissent très violentes.

F : est ce qu'il arrive que les enfants souhaitent la mort du père ?

D : il y a la peur d'être dévoré par le père et la mère.

Vouloir tuer le père ?

Il y a des confrontations. Mais vouloir tuer le père?- naturellement on peut mettre en évidence quelque chose et dire : cela signifie qu'il veut tuer le père !

Je n'oserais pas me livrer à de telles extrapolations.

F : et le désir que peut nourrir le fils envers sa mère ?

Les relations entre la mère et le fils ont un caractère singulièrement érotique.

Quelques malades expriment le souhait de coucher avec leurs mères, on accuse également des mères de vouloir coucher avec leurs fils.

On peut constater une violente réaction de défense quand on leur parle de complexe d'Œdipe. Il y a un tabou sur le problème de l'inceste. Je m'associerais dans ce cas au point de vue des Freudiens.

F : dans le voisinage du mythe d'Œdipe- comme dans la bible-on rencontre à côté de la mort des parents et l'inceste, l'homosexualité.

La société dakaroise se trouve dans un processus d'acculturation prononcé. Les structures traditionnelles s'effondrent, on observe une certaine recrudescence de comportements homosexuels.

Avez-vous pu observer à Fann beaucoup d'homosexuels et comment voyez-vous l'homosexualité relativement aux systèmes traditionnels ?

D : j'étais étonné de la réaction violente des étudiants : Au Sénégal, il n' y a pas d'homosexualité !

J'ai fait la connaissance d'un homosexuel sénégalais avec lequel j'ai commencé à m'entretenir. Je voyage aussi souvent à saint Louis où on trouve des homosexuels que la société reconnaît, des androgynes-connus sous le nom de Goor jigeen.

F : est ce qu'on trouve des homosexuels dans les villages sénégalais ?

D : l'homosexualité est dans tous les cas fréquente au Sénégal. On la trouve dans toutes les couches sociales. Chez les fonctionnaires, les pères de famille, les pêcheurs, les lutteurs. On conteste cependant le fait. Le Goor Jigeen qui se comporte comme une femme est, du reste, complétement toléré, en particulier par les femmes qui s'en servent comme messager ou pour leurs intrigues. Il joue un rôle social. On le méprise un peu et on le craint en même temps. On trouve de l'homosexualité dans les villages, cependant on se refuse à le reconnaître.

J'ai toujours rencontré dans les villages en République centrafricaine des hommes dans des habits de femmes. Il n'y a aucune homosexualité dans quelques régions islamiques. Elle existe. Elle n'existe cependant pas dans le code de conduite sociale. Je me suis demandé si les rites d'initiation ne pourraient pas signifier une manière de contrecarrer l'homosexualité.

F : vous disiez qu'en 15 ans il n'y aurait pas de psychiatre africain…

D : en 15 ans on n'a formé aucun psychiatre sénégalais à Fann.

F : alors quelle sorte de psychothérapie pratique réellement ?

D : neuroleptique et des électrochocs sont pour l'essentiel la thérapie en vigueur à Fann.

F : des chocs chimiques ?

D : non.

F : en général on hospitalise environ 200 malades ?

D : plus de cent, moins de 200.

F : combien d'électrochocs par jour ?

D : difficile à estimer. Personnellement je ne traite pas pas à l'électrochoc. Dans les traitements ambulatoires, on pratique, quatre, cinq électrochocs par jour ; souvent ce sont sept ou huit. Dans les départements pris isolément, deux ou trois-Je suis loin de la réalité en disant cela. Quatre départements, cela fait douze électrochocs par jour. Quinze électrochocs en tout chaque jour me semble un chiffre faible. Des électrochocs extrêmement longs sont administrés.

Des électrochocs étaient effectués sans aucune préparation médicamenteuse quand je suis arrivé à Fann.

F : même sans valium ?

D : quand je suis arrivé il y a six ans, chaque fois qu'un malade était agité, on sortait son matelas dans le couloir et on lui faisait subir, devant tout le monde, un électrochoc sans autre forme de procès.

F : on ne le fait plus aujourd'hui ?

D : non.

F : pourquoi vous n'administrez plus d'électrochoc ?

D : j'ai eu la chance d'avoir été formé par des psychiatres qui m'ont transmis une conception de la psychiatrie autre que celle répressive.

Naturellement, on est responsable du choix de ses enseignants.

F : la théâtralité- dans le sens de Genet- de l'électrochoc est celle d'une torture.

D : en effet, c'est un supplice. C'est une exécution. On peut le rationaliser : C'est magique ! C'est la résurrection après la mort ! J'appelle cela psychologisation.

Je crois que le traitement par électrochoc corrompt la formation des infirmiers. Je pense que mes infirmiers sont mieux préparés au traitement dans la psychiatrie-ils n'ont plus le réflexe de frapper, de punir, d'administrer des électrochocs.

Nous nous retrouvons et essayons d'en connaître la cause quand un malade est agité. Ou bien on veut comprendre quelque chose ou on ne veut pas.

F : quel est le budget dont dispose Fann pour le neuroleptique ?

D : 2 millions de francs CFA l'an il y a quelques années.

F : donc environ 25OO marks-une somme, somme toute significative, y compris pour l'industrie pharmaceutique.

D : il est clair que l'industrie a intérêt à ce que des médicaments soient prescrits. Je pense que si on décidait subitement de ne traiter les malades qu'avec du valium et qu'on applique plutôt une thérapie humaine, profonde- ce serait absolument possible.

Mais dans ce cas, l'industrie de Fann couperait les ponts et des problèmes économiques décisifs surgiraient. Quelques somnifères légers suffiraient pour des ergothérapeutes sénégalais, pour une équipe qui s'intéresse vraiment aux traitements des malades. Plus on est prêt à s'engager, moins on a besoin de neuroleptique.

F : vous avez donné simplement à la femme dont vous avez parlé tantôt du valium ?

D : exactement.

F : l'industrie se livre à des expériences avec les malades à Fann. Quels sont les psychotropes qui sont à l'étude en ce moment ?

D : je ne participe pas à ces expériences. On teste des antipsychotiques et des antidépresseurs.

F : de quelques firmes ?

D : Sandoz, Spécia et d'autres.

F : les médecins soutiennent ces expériences « humaines ».

D : oui.

F : qu'en avez-vous obtenu ?

D : je ne peux pas y répondre.

Les sommes ont été partagées entre les départements de l'hôpital, les médecins et la communauté psychopathologiques.

F : ces essais vous semblent –ils justifiés ?

Oui, Si on était sûr d'obtenir des résultats positifs et qu'on respecte de manière rigoureuse les instructions.

Mais ici, de manière soudaine, certains médicaments manquent ou on passe sans transition d'un médicament à l'autre. On ne garantit pas un traitement égal sur une longue durée.

F : j'ai entendu dire que pour cela les médecins impliqués gagnaient à peu près 60 000F CFA l'année, c'est à dire 750 Marks.

D : Cela se peut.

F : il y'a depuis peu une loi concernant les « Médicaments légaux », c'est à dire des criminels à qui on a concédé, du fait de maladie mentale, une responsabilité pleine et entière réduite. On doit les mettre en sécurité préventive. Est-ce que la psychiatrie au Sénégal va plus se rapprocher dans le futur de systèmes fermés ou veut-on ici se tourner vers une psychiatrie, ouverte et plus humaine ?

D : j'ai bien peur que la psychiatrie sénégalaise soit à l'avenir plus répressive.

On vise le tourisme à court terme. On se sert comme alibi des résultats d'un travail de pionnier comme le village psychiatrique à Kenia.

Derrière se cache un décret qui prévoit la création d'une institution d'internement.

F : est ce que les psychiatres de Fann savent qu'on les utilise comme alibi ?

D : je pense que ce ne sont pas des ignorants.

F : ils m'ont expliqué récemment la relation entre psychiatrie et voyage touristique.

D : je crois qu'on trouve cette idée chez la plupart des antipsychiatres.

Je pense qu'on peut sortir renforcé d'un délire d'après des expériences hallucinatoires. Je crois que ce serait bien si les psychiatres, de temps à autre, au moins une fois, prenaient du LSD pour savoir ce que c'est qu'une hallucination, ce qu'est un monde qui repose uniquement sur une représentation de notre fantaisie. Il se produit une dissolution de la personnalité qui permet une distance, une construction nouvelle. La plupart des pratiques de chaman partent de cela. Certaines situations culturelles vont être intégrées dans une problématique personnelle. J'ai posé la question à une prêtresse : Quelle est la différence entre un fou et celui qui le soigne ? - elle répondit : les deux sont très proches l'un de l'autre. La différence réside dans le fait que la force vitale du malade s'en est allée.

F : le chamane effectue le même voyage que l'âme du malade vers le ciel ou dans l'eau. Avez-vous pu constater à l'occasion des hallucinations de vos malades des analogies au voyage vers le ciel des chamans ou vers l'enfer ?

D : voyage vers le ciel surtout. Les malades ont le sentiment de voler vers le ciel. C'est fréquent. De même, les rêves des malades ressemblent à ceux des prêtres chaman.

F : la schizophrénie dont vous parlez décrit ses méfaits comme un voyage, comme un traitement cultuel.

D : je l'ai interprété ainsi. L'aspect du merveilleux, du brillant- Vos expériences me rappellent certaines hallucinations quand on a pris du LSD. Je pense aussi qu'on l'aurait pris autrefois en Afrique pour une prêtresse qui fait des offrandes aux Dieux.

F : Avez-vous, vous-même, été dans un tel état de prise de LSD ?

D : oui.

Le texte a été revu par Hubert Fichte pour cette édition.

La première partie parut dans une version antérieure sous le titre : « Gesten und Beinflussungen Aufzeichnungen aus einem psychiatrischen Dorf in der Casamance, Senegal, August 1976 » « Gestes et influences. Documentations rassemblées dans un village psychiatrique en Casamance au Sénégal, aout 1976 » dans le volume « Jahrbuch 77. Offene Literatur » (Edition Text +Kritik, Munich1977) publié par Helmut Heissenbütel.

La 2ème partie est parue sous forme d'extraits sous le titre : « Die Geisteskrankheiten in Afrika in Afrika. Ein Gespräch (mit Maurice Dorès) » « Les maladies mentales en Afrique. Une discussion (avec Maurice Dorès) » dans l'anthologie « Alltag des Wahnsinns » « Quotidien de la folie » publiée par Hans Jürgen Heinrichs, Michael Krüger et Klaus Wagenbach (Edition Wagenbach, Berlin 1978.

Premier entretien avec le peintre Pap Samb, qu'on appelle Papisto Boy Papisto sur la plage de Bel Air, Dakar, devant son cabanon.[5]

Hubert Fichte : Quand est-ce que tu te lèves le matin ?

Papisto Boy : tôt, à 6h30.

J'aime beaucoup regarder le lever du soleil

-Après, tu manges.

-Oui, je mange du couscous à la sauce tomate et au poisson.

-Qui le prépare ?

-Une femme d'ici, du voisinage. Elle me prépare toujours à manger.

-Tu paies ce service ?

-Oui.

Quand je finis de manger, je prends ma corbeille (avec les craies dedans) et vais au mur.

-Tu ne vas pas te baigner le matin ?

-Bien sûr. J'aime nager. Je vais aussi à la pêche en pirogue avec les autres pécheurs pendant la saison des pluies. Cela s'explique par le fait que j'ai grandi ici.

-Tu attends des clients au mur ?

-Oui. Je veux aussi réfléchir à ma peinture. Je rentre à midi et mange.

-Qu'est-ce que tu manges à midi ?

-*Tiebou Dieun*. C'est du riz au poisson.

-Et le soir ?

---

[5] Cf. Annexe pp 513-515.

-A nouveau du couscous au poisson.

-Est ce que tu manges de la viande aussi de temps en temps ?

-Oui.

- Où te laves-tu ?

-Je dispose ici de 2 bidons. Je vais chercher de l'eau à la fontaine qui se trouve au cimetière. Ils n'ont rien contre. C'est là que je me lave à fond et que je lave aussi mes vêtements.

-Je m'habille après correctement et rends des visites. Je vais voir mes amis, mes parents, mon père et ma mère.

Ils vivent tous deux à Dakar mais ils sont séparés. Ils ont divorcé quand j'avais 13 ans.

-Est ce que tu vas aussi voir des filles ?

-Oui. Les filles m'intéressent beaucoup. Mais ce sont les filles qui essaient de travailler avec leur intelligence. Un artiste s'intéresse aux gens qui travaillent avec leur intelligence.

Quand il est en compagnie de gens qui n'essaient pas de faire marcher leurs méninges, il n'aura pas d'inspiration.

-Quand vas-tu au lit ?

-Tôt., à 21h 30.

-Est ce que tu vas souvent au cinéma ?

-Si on propose des films indiens. J'aime les films indiens.

- Est ce que tu invites des filles ici ?

-De temps en temps.

As-tu beaucoup de copines ?

-Oui. Enormément.

-Des filles des rues ?

-Non. Des filles honorables. J'aime plus les filles et des femmes honnêtes. Des filles qui réfléchissent sur la vie.

-Tu peins aussi la nuit, au clair de lune ?

-Oui, en effet et volontiers. C'est une belle chose. L'inspiration augmente quand on est habitué à travailler la nuit.

-Comment as-tu passé ton enfance ?

-On peut dire artistiquement dans la mesure où je suis né à la campagne, dans la région de Thiès.

Je suis né en 1953.

-Quel jour ?

-Un mercredi.

-Quel mois ?

-Janvier.

-Quelle date ?

-le 2.

Comment cela s'est-il passé ?

-Bien, je pense car mon père a célébré le baptême. Il a tué un mouton en offrande. Les amis sont venus. Les voisins. Ils voulaient déguster de la viande de mouton et du sanglé, du riz aussi. Ils chantaient aussi des louanges.

-Ton père est musulman ?

-Oui.

-Et ta mère ?

-Egalement.

-Quel premier souvenir as-tu ?

-En vérité, j'ai toujours voulu dessiner et on m'a renvoyé de l'école. Je ne suis resté que 3 ans à l'école.

-Quel âge avais-tu ?

J'ai fréquenté l'‘école à 7 ans.

-Tu n'avais pas envie d'apprendre autre chose ?

-Je ne faisais pas mes devoirs à la maison.

-Quelle sorte d'école était-ce ?

-Une école française. J'apprenais le français.

-A Thiès ?

-Non, à Dakar, à Pikine. J'habitais chez mon père. A l'époque ma mère vivait à la campagne.

-Quand avez-vous déménagé de Thiès à Pikine.

-J'étais tout petit. Je ne me rappelle pas.

-Quand as-tu commencé à dessiner ?

-Bien avant l'école.

-Comment en es-tu venu à ça ?

-C'est venu tout seul un jour. J'aimais regarder de belles images. Cela me faisait plaisir de peindre quelque chose qui me faisait plaisir.

-Quelles sortes de choses ?

-Des maisons, des baobabs, des palmiers.

-Que fait ton père ?

-Mon père était cuisinier. Il est maintenant à la retraite. Il ne travaille plus. Il passe son temps à apprendre le coran par cœur.

-Ta mère reste à la maison ?

-Elle vit avec un autre homme.

-Ton père était boxeur ?

-Oui. Un oncle du côté paternel est boxeur. Il s'appelle Mamadou Dhiam. Il entraine d'autres boxeurs à Pikine.

-As-tu beaucoup de frères et sœurs ?

-Oui, mais nous n'avons pas le même père ou la même mère. Je n'ai que deux petites sœurs qui sont de mêmes parents que moi.

-Est ce que tu es le plus âgé ?

-Oui, je suis le plus âgé de tous.

-C'est ton père lui-même qui t'a appris le coran ? Tu étais son *Talibé*[6] ?

-Oui.

-Quel âge avais-tu ?

-Je n'ai pas calculé. J'ai été son élève pendant 4 ans ;

-Qu'est-ce que tu devais faire ?

-J'apprenais le coran par cœur. J'aimais beaucoup.

-Les musulmans ne tolèrent pas les images. Est-ce que ton père n'est pas irrité quand tu peins ?

-Non. Mon père était content quand il a vu que je peignais et écrivais les versets du coran.

-Tu adores ta grand-mère ?

-Oui.

La mère de ton père.

-Oui. Elle me racontait beaucoup d'histoires. Elle m'a parlé de Thiaulau Litt. [7]Elle m'a parlé de N'Diggi N'Diggi

---

[6] Disciple, élève. (NdT).

[7] Tous ces noms désignent des divinités, ce qu'on appelle Rhab qui sont des esprits qui possèdent l'imaginaire et sont les protecteurs des lieux d'habitation de Dakar à Rufisque.

Liggo. Elle m'a parlé de Ourang Thiang Kharang. Elle m'a parlé de Coumba Castell. Elle m'a parlé de Leuk Daour Mbaye.

Ma grand- mère ne voit plus. Elle est trop vielle.

-Quel âge a-t-elle ?

-Elle est plus que centenaire.

-Elle est musulmane ?

-Oui.

-Mais elle pratique aussi la cérémonie d'envoûtement du *N'Doep* ? C'est une *N'Doepkat*[8] ?

-Oui.

-Tu es sérère ?

-Je suis Woloff. Ma mère est sérère. Mon père est Woloff.

J'aime ma grand-mère qui est Woloff. J'ai une grand-mère qui est sérère.

-Est ce que les Woloff ont aussi des écoles d'initiation en brousse ?

-Est ce que tu es passé par là ?

-Oui, on m'en a un peu appris. Mais pas beaucoup.

-Tu as le droit d'en parler ?

-On m'a appris à guérir quelques maladies. Je peux guérir le rhume. Je peux chasser les vers. Je peux guérir des maux de tête. Je peux soigner des maux de gorge.

-C'est ta grand-mère qui te l'a appris ?

-Oui.

---

[8] Cérémonie de guérison traditionnelle organisée par des gens initiés à cela(NdT)

-Est ce que tu soignes avec des formules magiques ou avec des plantes ?

-A l'aide de racines et d'autres moyens pour soigner.

-Quelles maladies ta grand-mère peut-elle guérir ?

-Beaucoup.

-Même les fous ?

-Ma grand-mère, celle qui est sérère, peut aussi guérir les fous.

-C'est une *N'Doepkat* ?

-En effet.

-Pourquoi tes parents ont-ils divorcé ?

-Le moment était venu. On raconte à ce niveau une petite histoire. Nous les enfants nous en étions la cause. Je m'étais disputé avec les enfants de la deuxième femme. Nous nous sommes chamaillés et les deux mères se sont battues. Mon père est alors arrivé et a pris parti contre moi. IL racontait beaucoup de choses sur le dos de ma mère.

Et elle lui a répondu.

C'était vraiment triste, n'est-ce pas ? Je n'étais pas fautif. A la maison, je me tenais toujours tranquille. Je ne faisais rien de mal.

-Est que cela va maintenant avec ton père ?

-Dans une certaine mesure oui, dans la mesure où ils se parlent. Ils se sont cependant séparés pour toujours, pour toute la vie.

-Comment s'appellent les *Rhab,* les esprits que ta grand-mère invoque ?

-Elle a plusieurs *Rhab.*

-A-t-elle aussi beaucoup d'autels, beaucoup de *Xamb* ?[9]

-Oui.

-Comment appelle-t-elle les *Rhab* ?

-Elle prend du lait et le verse autour des cornes. Ensuite elle tue un poulet et verse le sang sur les cornes. Ou elle prend un mouton et le tue. Elle verse le sang sur les cornes

-Est ce que c'est du lait caillé ou du lait frais ?

-C'est ou du lait caillé ou du lait frais.

-Ta mère et ta tante sont aussi des *N'Doepka*t ?

-Oui, presque toute la famille. Moi aussi je suis tombé dans le N'Doep.

-Est ce qu'il y a des *Rab* qui parlent de toi ?

-Il y a un certain Rab qui m'oblige à faire certaines choses.

-Qui te l'a légué ?

-Ma grand-mère, la Sérère.

-Combien de *Rab* as-tu ?

-J'ai le *Rab* de la peinture.

-A- t- il un nom ?

Non. Mais c'est quelque chose qui me pousse toujours et je dois peindre. Je dois peindre des divinités féminines. Des *Djinné*, des diables, des Xamb, des choses typiquement africaines. Mes *Rab* sont très africains. Mon *Rab* me pousse toujours à me parfaire.

-Pourquoi n'es-tu pas devenu N'Dorpkat ?

-Un homme qui pratique *le N'Doep* n'a pas le droit d'avoir des enfants

---

[9] lieux sacrés où sont gardés les objets du culte.

-Et tu as envie d'avoir des enfants ?

`-Je veux avoir un ou deux enfants. Pas beaucoup. Seulement trois.

-Pourquoi pas plus ?

-Je veux pouvoir bien les nourrir. On ne peut pas tous les nourrir correctement si on en a beaucoup.

-Ta famille n'était-elle pas fâchée que tu ne veuilles pas devenir *N'Doepkat* ?

-Non, ils m'ont laissé en paix.

-Les *Rhab* ne l'ont pas exigé ?

-Les *Rhab* ne l'ont jamais exprimé. Ils sont ravis que je peigne.

-C'est plus important : Qu'on devienne *N'Doepkat* ou qu'on peigne.

-Peindre.

- J'aime beaucoup être inspiré. Même quand je sors, j'ai de l'inspiration.

-As-tu un *Xamb* ou un autel ici ?

-Non. Mais j'en ai à la maison, chez ma grand-mère.

-Et qu'est-ce qu'on voit ici ?

-C'est une tête de mouton avec une corne. C'est une sorte de *Xamb.* C'est pour prévenir les dangers.

-Et ce sabre ?

-Je l'ai eu en Casamance. Il sert à porter le vin de palme.

-Tu as beaucoup voyagé ?

-J'ai été dans les 6 régions du pays. Au cap Vert. Je vis ici sur la plage de Hann dans la presqu'île du Cap Vert. J'ai été au Sine saloum. A Thiès. C'est où je suis né. J'ai été à Saint

Louis, au fleuve Sénégal. J'ai été à Diourbel et en Casamance.

-Quand as-tu commencé à voyager ?

-A 17 ans.

-Tu aimes voyager ?

-Oui.

-Est ce qu'on peut en parler ?

-On peut aussi en parler. Les artistes doivent aller avec beaucoup de filles.

-Les *N'Doepka*t aussi ?

-Les *N'Doepkat* aussi.

-Pourquoi les *N'Doepkat* portent-ils des vêtements de femmes.

-Parce que les femmes peuvent plus facilement attirer les *Rhab* que les hommes.

-Il y'a un mot en woloff qui définit un homme qui est aussi femme.

-N'Gounoungana, Goor Djigeen.

-Qu'est-ce que cela signifie ?

-*Gordiegène* veut dire : Un homme qui fréquente un autre homme.

-Les *N'Doepkat* le pratiquent ?

-Non.

-Les Woloff ?

-Il y' a des Woloff qui le font, il y a des Toucouleurs, il y a des Blancs.

-L'as-tu fait ?

-Non.

-Comment as-tu commencé à peindre.

-Sur du papier.

-Et quand as-tu commencé avec les fresques sur les murs ?

-Cela fait maintenant 5 ans.

-Pendant combien d'années as-tu voyagé ?

-4 ans. J'étais avec un commissaire de police.

Il s'appelait Boubacar Bâ. Il m'avait engagé comme boy. J'allais au marché et achetai des légumes pour sa femme. Je faisais aussi le ménage.

-Est ce que tu l'accompagnais dans ses voyages ?

Oui. J'ai vécu 4 ans chez lui. Je mangeais chez lui. Je dormais chez lui.

-Tes tableaux se détériorent-ils pendant la saison des pluies ?

- Oui. Entièrement. Cependant, cela ne me décourage pas, car j'aimerais toujours et toujours et encore toujours mieux peindre. Je jure que c'est ce que je me souhaite.

-C'était quoi ta première œuvre murale ?

-Le portait d'une femme. Elle s'appelle Maria.

-Elle a été effacée ?

-Elle 'est maintenant effacée

-Tu as des difficultés avec le propriétaire du mur ?

-Oui. Je veux toujours peindre de meilleurs motifs plus populaires.

Avant on n'achetait pas l'art. Avant on pratiquait l'art pour représenter la vie de manière encore plus belle. Mais de nos jours, l'artiste en profite et vend ses œuvres dans la mesure où on n'aide plus personne.

-Qu'est-ce que le propriétaire d'usine t'a dit ?

-Il m'a dit que je ne dois plus peindre son mur.

-Quand était- ce ?

-Cette année.

-Le quotidien « Le Soleil » t'a aidé ?

-Les journalistes du « Soleil » m'ont aidé.

-Il s'est calmé maintenant ?

-Oui, il s'est maintenant calmé. Mais je pense que l'année prochaine, il faut que je me trouve un nouveau mur. Je préfère cependant peindre ici sur la plage car les gens passent pour aller se baigner. Ils regardent le mur et cela leur procure de la joie. Même les touristes viennent à Tahiti Plage. Ils voient les peintures et achètent aussi parfois un souvenir.

-Tu parles combien de langues ?

-Je parle sérère. Je parle woloff. Je parle un peu toucouleur. Je parle un peu diola, un peu le créole aussi. Je parle un peu guinéen, ainsi que le français. Et l'arabe. Je parle également anglais.

-Est ce que tu rêves beaucoup ?

-Oui.

-Et ensuite tu peins tes rêves ?

-Oui, Mami Wata par exemple.

-Les diables, les *Djinné* aussi ?

-Les *Djinnés* sont des diables qui font partie de la nature. Ils vivent avec nous. Mais on ne peut pas les voir. C'est par hasard qu'on les voit. Mais les *Djinnés* nous voient.

-As-tu été souvent malade ?

-Oui, j'avais des maux de tête. Quand j'étais encore tout petit. Et j'ai aussi parfois le paludisme. Il y a trop de moustiques ici. J'ai commencé à acheter des comprimés de nivaquine.

Flavoquine, c'est mieux.

-J'ai une peur énorme du paludisme.

-Quand est-ce qu'un *Rhab* est monté pour la première fois dans ta tête ?

-C'était Mami Wata. J'étais encore très jeune. J'avais 15 ans. En Casamance. Mama Wat m'est apparue. C'est une belle femme. Avec des boucles d'oreille. Avec de grands yeux blancs. Avec un serpent noir autour du cou. Elle portait une robe mais n'avait pas de chaussures. Elle avait de beaux tatouages- sur la poitrine. Elle avait aussi un signe sur le front.

-C'était le jour ?

-C'était au crépuscule. `

-Etait-ce terrifiant ?

-Non. C'était beau.

-C'était à la campagne ?

-Je regardais les champs de riz, le Faro. Je vis soudain une sorte de vent. Les feuilles tombaient des arbres. Un tourbillon. C'était comme s'il allait pleuvoir. Les arbres se balançaient. C'est alors que je vis Mama Wata, une femme. Je la vis apparaître au-dessus des champs de riz.

-Es-tu souvent tombé en transe ?

-Oui. Quand je prends mon tambour et chante Mami Wata, mon esprit se trouble.

-D'autres *Rhab* n'apparaissent pas ?

-Non.

-Qu’est ce qui est bien ?

-Ce qui est bien, c’est quand je suis sur la plage et peins proprement. Mais je le fais de manière de plus en plus belle pour que les gens s’en souviennent volontiers.

J’ai une belle vie. Les marabouts viennent quand je peins sur le mur et m’adressent louanges et bénédictions. Ils disent que Dieu m’aime ! Ils voient en effet que j’ai peint le grand marabout Cheikh Ahmadou Bamba.

-Qu’est ce qui est mauvais ?

-Quand je fais quelque chose de mauvais. Quand je fais quelque chose de mal, je le paie aussitôt aussi avec quelque chose de mal qui m’arrive.

-Allah dit qu’il ne faut pas manger de la viande de porc.

-Je ne mange pas de porc.

`-Que ferais tu si tu étais très riche ?

-J’aiderais les pauvres. Les paysans singulièrement. Je leur achèterais des machines agricoles. Je leur donnerais aussi des vivres. J’organiserais à leur intention des séances de tam tam. Des danses aussi. Chez nous, les paysans aiment la danse.

Les dignitaires organisent presque chaque année des séances de danse.

- Que te souhaites-tu encore dans la vie ?

-J’aimerais toujours mieux peindre jusqu’à ma mort.

-Veux –tu avoir une ou plusieurs femmes.

-Une seule femme.

-Voyager ?

-J'aimerais entreprendre des voyages pleins d'aventures. Un artiste doit vivre une vie pleine d'aventures. Il doit être inspiré.

-Quels pays aimerais-tu visiter ?

- J'aimerais visiter l'Afrique, de même que l'Europe.

-La Mecque ?

-Bien sûr.

-Voudrais tu devenir Marabout ?

-Oui, volontiers.

Plutôt marabout que *N'Doepkat* ?

-Peut-être que le *N'Doepkat* est un marabout ? Je ne voudrais pas être un *N'Doepkat*, car j'aime ma peinture plus que tout. Je peux rester ici trois mois sans aller en ville.

-Tu ne voudrais pas apprendre les secrets de ta grand-mère ? Est ce qu'elle voudrait tout t'enseigner ?

-Oui mais quand j'étais chez elle, les autres *Rhab* m'empêcheraient de peindre.

-T'es-tu disputé pour cela avec ta grand-mère ?

-Non pas avec la grand-mère mais avec les *Rhab* parce que je ne dors pas la nuit.

-Quelle politique souhaites-tu pour le Sénégal.

-Je souhaite que tous les artistes sénégalais réussissent et aient du succès.je peins sur le mur depuis 5 ans. C'est cette année que « le Soleil » est venu pour écrire un article à ce sujet. J'étais aussi à la télévision. Mais beaucoup de gens n'ont pas la télévision. Beaucoup de gens n'ont pas non plus d'argent pour acheter « Le Soleil ». De temps en temps on gagne quelque chose, de temps en temps rien.

Deuxième entretien avec Pap Samb, appelé Papisto Boy sur la plage de Bel Air, Dakar, devant son cabanon

Hubert Fichte : Quelle est ta couleur préférée ?

Papisto Boy : J'aime bien la couleur du soleil levant et le jaune et le blanc le bleu aussi un peu.

-Quelle couleur utilises-tu pour peindre sur le mur ?

-Ce sont des couleurs que j'ai trouvées moi-même au bord de l'eau. Le noir, c'est du charbon de bois. Le blanc, c'est du calcaire. Le jaune, c'est aussi du calcaire. Le rouge aussi. Le chocolat de même, c'est de la pierre.

-Quelle était ta première image ?

-Une mignonne dame du nom de Mariama.

-Là où on trouve maintenant Mami Wata ?

-Oui.

-C'était en quelle année ?

-En 1971 à peu près.

-En quel mois ?

-En janvier.

-Combien d'images as-tu peint la première année sur le mur ?

-Soixante-dix. J'ai peint des masques. C'est ce qui explique qu'il y en ait tant. Des masques Bobo, des masques -woloff, des masques-toucouleur, des masques-sarakolé, des masques des Lébous, des Sérères, des masques qui racontaient beaucoup sur l'ethnie des Laobés. Ce sont presque des Toucouleurs-Les Laobés sont cependant des artistes.

Il y avait aussi là un portrait du pape Paul VI. Et le portrait du Président Georges Pompidou et quelques portraits de Cubains, Castro etc.

-Che Guevara ?

-Che Guevara, les deux.

-Les peintures ont été effacées pendant la saison des pluies.

-Oui.

-Quand est ce que la pluie est arrivée ?

-En juin, juillet, août, septembre, octobre, novembre- jusqu'en fin novembre, décembre, j'ai recommencé à travailler en janvier. J'ai peint beaucoup d'images cette année, qui parlent de l'Afrique. Des contes et légendes. Diabaline Khaf. Ouran Khan Kharang. Les *Rhab*. Ainsi que les *Xamb*. Le *N'Doep*. Je ne travaille pas pendant la saison des pluies, car la pluie détruit tout. Je vais pêcher pendant la saison des pluies. Je recommence à travailler en janvier.

-Qu'est-ce que tu as peint la troisième année ?

-J'ai peint à nouveau des images qui parlent du Sénégal.Lat Dior, Alboury Ndiaye, Bourbour N'Diof. Ce sont de grands guerriers sénégalais, qui nous parlent de grandes actions.

-Des Européens aussi ?

-Oui. A nouveau le Général de Gaulle et Che Guevara.

-Puis vint la pluie.

-Je partis pêcher. Je travaille à la campagne de temps à autre. A proximité de la plage, chez un grand-père que j'ai connu par hasard. Il est très gentil.

-Es-tu récompensé ?

-Non. Il ne me donne pas d'argent.

-Gagnes-tu quelque chose quand tu vas pêcher ?

-On partage en 5 parts... Cela fait 550 F CFA par jour.

-Qu'as-tu fait l'année suivante ?

-Des images du Sénégal et de l'Afrique.

-Des Blancs aussi ?

-J'ai peint Mao.

-Les images de cette année sont-elles les meilleures ?

-Je crois bien.

-Qu'est-ce que tu aimes manger le plus.

-Du couscous et du sanglé[10].

-C'est quoi cela ?

-Une sorte de bouillie. Avec du lait. Avec de la semoule de mil.

-Quelle sauce préfères-tu pour arroser le couscous ?

-Sauce bassé[11]. Elle est préparée avec des arachides, du poisson fumé et des herbes. C'est très très bon.

-C'est une connaissance à toi ici qui te le prépare ?

-Oui.

-Elle est mariée ?

-Oui.

-Est ce que c'est ta copine ?

-Non. Elle m'aime et me considère comme son fils.

-Combien tu lui paies pour chaque repas ?

---

[10] Probablement ce que l'on appelle « Lakh », de la bouillie de mil avec du lait caillé. Note du traducteur.

[11] Sauce à base d'arachide

-100 F CFA. 300 C CFA par jour. Cependant je lui dois à ce jour 7000F CFA.

-Qu'est-ce que tu aimes boire le plus.

- Du Coca Cola.

-Qu'est-ce que tu aimes le plus au monde ?

-Continuer dans mon art. Bien travailler. Avoir une bonne inspiration.

-Et la prochaine étape ?

-Je voudrais bien avoir une petite maison.

-Et ensuite ?

-Une moto. Pas de grosse moto mais une petite.

-Et ensuite.

-Une femme unique.

- Pourquoi te nommes-tu Papisto Boy ?

-Je m'appelle Pape Samb. Mais il y a beaucoup de peintres qui s'appellent Pape. J'ai donc transformé mon nom en Papisto.

-Et d'où te vient cette idée de t'appeler « Boy » ?

-C'était mon idée car je suis jeune.

-Comment utilises-t-on le lait dans le *N'Doep* ?

-On verse une fois par semaine du lait sur les xamb. C'est toujours le vendredi. Le vendredi on verse le lait sur les cornes. On prend une noix de cola, mais de la cola blanche, on la mâche bien et on la crache sur les cauris de l'autel. On va chercher un animal et on l'égorge. Un mouton ou un bœuf mais il faut qu'il soit noir- ou un poulet, mais là aussi un poulet aux plumes noires. On verse le sang sur les cornes, on déclame aussi quelques poèmes sacrés, des strophes du

N'Doep et on demande aux *Rhab* de bien diriger quelqu'un dans la vie.

-Quelle sorte de lait prend- on ?

-Du lait caillé.

-Est ce qu'on utilise le lait pour d'autres cérémonies aussi ?

-Pour faire un sacrifice.

-Comment ?

Par exemple, quand on rêve en dormant et qu'on voit dans son rêve un ami qu'on apprécie vraiment et qu'on voit qu'il boit du lait, alors on achète du lait le matin au réveil et on le distribue aux mendiants.

-Est ce qu'on se lave aussi avec le lait ?

-On se lave aussi avec le lait.

-A quelle occasion ?

-Pour purifier le corps. Le marabout le prescrit.

-Pas le *N'Doepka*t ?

-le *N'Doepkat* prescrit également du lait mais uniquement le lundi.

- Et le marabout ?

-Le mercredi, le vendredi, les mercredi, jeudi et vendredi au coucher du soleil pour purifier le corps et faire en sorte que le *Rhab* ne nous fasse aucun mal.

-Quelle sorte de lait ?

-Du lait frais, du lait de vache. On va le chercher le lundi.

-On peut prendre le lait de n'importe quelle vache ?

- Dc toute vache qui n'a mis qu'une fois un veau bas.

-Quel âge doit avoir le veau ?

-Deux mois.

-On ne prend pas de crème de lait ?

-Non.

- Quel type de lait le *N'Doepkat* crache-t-il sur les malades ?

- Du lait frais.

-Mais j'ai vu qu'il prend du lait caillé.

-On peut aussi prendre du lait caillé.

-Quand est que tu déménagé ici chez les pêcheurs ?-quand j'avais 9 ans.

-Tu as quitté tes parents à 9 ans ?

-A 13 ans. Quand mes parents se sont séparés. Les pêcheurs m'ont offert gite et couvert.

-Comment as-tu connu le commissaire de police ?

-Sur la plage. Il peignait un canot. Il possédait un canot. J'ai alors travaillé pour lui. Il était très content de moi. Il m'a dit qu'il s'occuperait tout le temps de moi.

-Pourquoi l'as-tu quitté ?

-Il m'a joué un tour. Il m'a eu.

-Comment ?

-Il m'avait promis de me donner une maison et de s'occuper de tous mes papiers. Je continuerais à travailler avec lui, mais après le travail je dormirais dans ma propre maison.

-Et il ne s'en est pas tenu à ce qu'il avait dit ?

-Non. J'ai travaillé pour lui 4 ans durant.

-Est-ce qu'il t'a payé ?

-Il ne m'a pas payé.

- Est- ce que sa famille s'est occupé de toi quand tu étais sur la plage ?

-Oui. La famille Njang Njang. Ils m'ont préparé le repas avant. Ils vivent maintenant en ville mais je préfère vivre sur la plage. J'ai vécu avec eux un moment dans la ville mais j'ai trouvé que la ville ne me réussissait pas. Il y a trop de bruit en ville. On n'a pas d'inspiration en ville. Je préfère vivre à la campagne plutôt qu'en ville. Je suis un paysan. Ma mère aussi. Elle est née à la campagne Et mes parents sont très pauvres. J'aimerais beaucoup les aider. Je suis le seul garçon que mon père et ma mère ont eu.

-Ton père est à la retraite ?

--Oui. Mais il ne reçoit aucune pension.

-Et de quoi vit- il ?

Il a des élèves.

-Est ce que tu le vois souvent ?

-Oui.

-Il n'est plus fâché contre toi ?

-Non. Non. Non.

Est- ce qu'il t'a beaucoup battu quand tu étais jeune ?

Non. Non. Non. Il me parlait bien. Mais il m'a battu. Mais pas souvent.

-Avec quoi ?

-Avec la lanière en cuir.

-Est ce que tu frapperas aussi tes enfants ?

-Non. Je leur parlerai avec aménité. Je suis en effet d'avis qu'il faut laisser l'être humain faire ce qu'il a envie de faire. On doit le laisser en paix avec ses idées.

- Etais –tu très furieux quand ton père te battait ?

-Des fois. Des fois non, parce que je savais que j'avais tort.

-Est ce qu'il t'a battu au sang ?

-Non.

-tu as un oncle boxeur ?

-C'est mon père, mon petit père.[12]Le frère cadet de mon père est boxeur.

- As-tu pratiqué

-Autrefois oui.

-Volontiers.

-J'aime pratiquer la boxe.

-As-tu pratiqué le karaté aussi ?

-Non. Non. Non.

-Et un autre sport ?

-La lutte aussi.

-La lutte sénégalaise ?

-Oui.

-Comme à Dakar ou en Casamance ?

-Comme à Dakar.

-Où habite ta grand-mère maintenant ?

-J'ai une grand-mère à Pikine et une à la campagne.

Quel âge a celle qui vit à la campagne ?

-103 ans. Elle voit plus bien.

-C'est une *N'Doepka*t ?

-Oui, elle est sérère.

---

[12] On appelle petit père au Sénégal le petit frère ou le grand frère du père.(Note du traducteur)

-La mère de ta mère ?

-Oui.

Quand as-tu été circoncis ?

-En 57, non en 58.

-A six ans ?

-Oui.

-Cela a- t-il fait mal ?

-Oui.

-Où est ce que cela s'est passé ?

-A Pikine.

-A l'hôpital ?

-Au poste de santé.

-Le forgeron ?

-Non, le docteur.

-As-tu reçu des bonbons ?

-Oui.

-Est ce que tu as crié.

-Oui.

-A quoi as-tu pensé quand il est venu avec son couteau ?

-Maintenant il va me circoncire.

Tout couper ?

-Oui. Ta grand- mère, la *N'Doepkat*, quelles maladies guérissait-elle ?

-Les fous.

-Quoi d'autre ?

-Les maux de ventre, la toux.

-Elle organisait un *N'Doep* pour les fous ?

-Oui.

-Est ce qu'elle essayait d'utiliser des feuilles, des racines pour guérir les fous ?

-Non. Elles servaient uniquement pour les malades.

-Elle organisait le *N'Doep* uniquement pour les fous.

-Oui, pour ceux qui tombaient en transe, qui avaient des crises, qui tombaient, victimes des Rhab.

-Ton père avait combien de femmes ?

-Deux.

-Toute ta famille est *N'Doepkat* ?

-Ma grand-mère.

-La famille pratique aussi le *N'Doep*-mais pas souvent car car ma grand-mère n'est pas encore morte.

-Combien dépense –t- pour payer les griots, les chanteurs pendant les *N'Doep* ?

-5000 FCFA.

-Combien coûte le bœuf ?

Disons bien 60 000FCFA.

-Et pour un petit bœuf ?

-40 à 50 000FCFA ?

-Ta grand-mère organise souvent un *N'Doep* ?

-Pendant la saison sèche, à partir de janvier, elle le fait parfois une fois par semaine. Elle traite chaque semaine mais durant deux mois seulement.

-Elle sacrifie toujours un bœuf.

-Des fois aussi un mouton seulement.

-Et on lave les malades avec le sang ?

-Oui, on lave les mains avec le sang. Est-ce que la grand-mère prend les entrailles du bœuf pour les enrouler autour de la malade ?

-Non.

-Est ce qu'on met la malade sous des couvertures avant de la laver ?

-Non. On chante une chanson avant de la laver pour qu'elle soit saisie de tremblements.

-Est ce qu'on a organisé un *N'Doep* pour toi ?

-Oui quand j'étais encore petit.

-Quel âge avais-tu ?

-J'ai fait deux fois un *N'Doep* pour..

- ..pour tomber en transes.

-As-tu nommé ton *Rhab* ?

-Hm.

-Tu connais son nom.

-Oui.

-Mais tu n'as pas le droit de le nommer ?

-Non.

-Quelle sorte de *Rhab* est-il ?

-C'est une femme.

-Qu'est-ce qu'elle exige de toi ?

-Elle exige de moi que je fasse le bien.

-Parle-t-elle de ta peinture ?

-Elle parle aussi beaucoup de ma peinture.

-De qui tiens-tu ce *Rhab* ?

-De ma grand-mère qui est une *N'Doepkat* ?

-A quel peuple appartient ton *Rhab* ?

- Aux sérères.

-Pourquoi un *N'Doepkat* ne doit avoir d'enfants ?

-Elle peut avoir des enfants. Cependant les enfants peuvent se mettre en colère parce que leur mère est une N'Doepkat.

-A quel âge les jeunes ici comment-ils à fréquenter les filles.

-Il n'y a plus de frontières aujourd'hui. J'ai commencé à l'âge de douze ans.

-Depuis quand as-tu su ce qu'un jeune fait avec une fille ?

-Depuis mes dix ans.

-Qui te l'a dit ?

-J'ai appris comme ça.

-As-tu vu faire ?

-Non. Les autres jeunes en ont parlé.

Quelle est la différence entre les mots *Gounoug gana* et *Goor Djigeen ?*

-C'est du woloff. Un *Gounou Gana* a deux sexes. Le sexe numéro un et le sexe numéro deux. Mais il n'utilise qu'un seul.

-Lequel ?

-Ça, on ne le sait pas.

-Et *Goor Djigeen* ?

-Ce sont des hommes qui vont avec des hommes.

-Des hommes qui remplacent les filles ?

-Non, ceux qui jouent les jeunes hommes.

- On en trouve beaucoup ?

-Oui.

-Sur la plage aussi, où tu habites ?

-Non. A Saint Louis oui.

-Est ce qu'il y a des Djinné qui sont Goor Djigeen ?

-Non.

Est ce qu'il y'a des *Djinné* qui se transforment de femme à homme ?

-Oui.

-Lesquels ?

-Ils n'ont pas de nom.

-Mami Wata ?

-Oui.

-Diabaline Khaf ?

Non.

-Le roi de Goumbée ?

Oui.

-Il devient femme ?

Oui. Elle devient la reine de Goumbée et s'appelle Sidié.

-Mais c'est une seule et même personne ?

-Oui.

-N'Diggi N'Diggi Liggo se transforme aussi ?

-Oui.C'étay un être humain. Mais il était très méchant. IL pensait être le plus fort, il n'aidait personne. C'est là que Dieu l'a transformé en ce qu'il est maintenant.

-Rêves-tu en couleur quand tu rêves ?

-Oui, mais pas dans beaucoup de couleurs.

-Lesquelles ?

-Verte, jaune, chocolat, noire, blanche.

-Pas de rouge ?

-Peu de rouge.

-Tu n'aimes pas les *Goor Djigeen* ?

-Non.

-Tu les détestes ?

-Oui.

-Mais si Mama Wata te disait de devenir Goor Djigeen pour pouvoir peindre ?

-Alors, je deviendrais *Goor Djigeen.* Je veux toujours peindre. Mais j'aime bien les filles.

-Tu n'as jamais couché avec un homme ?

-Jamais ! jamais ! Jamais au grand jamais.

-Est ce que c'est important d'aller à la Mecque ?

-Oui à cause de l'inspiration.

-Est ce que ce n'est pas bien si tu ne vas faire le pèlerinage à la Mecque ?

-Non.

-Qu'est ce qui est le plus important : les autres pays africains ou la Mecque ?

-Touba. La mosquée de cheikh Ahmadou Bâ, c'est bien.

Troisième entretien avec Pap Samb, appelé Papisto Boy dans la maison de Wolf Wangenheim.

Hubert Fichte : Que fait ta grand- mère en premier lieu quand une malade vient la voir ?

Papisto Boy : Elle va aux *xamb* et demande : de quoi souffre la malade ? Elle va chercher une corne entièrement recouverte de cauris. Elle va chercher une clochette sertie de gris-gris. Le gris-gris est mis quelque part en haut et elle lui demande :de quelle maladie souffre cette patiente ? Si la maladie est une maladie corporelle, le gris-gris tombe. Si elle est folle, le gris-gris monte plus haut encore.

-C'est quoi comme gris-gris ?

-Un gris-gris pour les *Rhab*. Il ressemble à une petite corne avec une seule cauris et il est entouré d'étoffe rouge.

-Où est ce que la grand-mère met la grande corne ?

-Par terre.

-Dans le sable ?

-Oui. Pour qu'elle reste debout. Le gris-gris tombe sur la corne si la malade a une sévère maladie.

-Que fait ta grand-mère si d 'aventure le gris-gris est monté plus haut parce qu'il s'agit d'une maladie mentale ?

-Alors elle s'en va et demande au *Rhab* quelle sorte de bête elle doit tuer. Elle s'en va alors seule.

-Elle chante ?

-Non. Elle ne chante pas. Elle parle en murmurant des choses. Elle déclame des strophes à l'intention des *Djinné*.

Ce sont vraiment des mots ésotériques. Et le *Xamb* lui dira des choses pour guérir la malade

-Comment ta grand-mère arrive-t-elle à entendre cela ?

-Des manières les plus diverses. Elle entend par le vent.

. Elle ne tombe en parlant au *Xamb* ?

- Elle ne tombe pas. Elle tombe cependant nécessairement dès qu'elle commence à traiter la malade

- Que lui dit par exemple le *Xamb* ?

-Le Xamb dit : Le malade souffre de maux de tête. Cela signifie qu'il est fou. Et on doit sacrifier un bœuf noir pour lui.

-Quoi d'autre encore ?

-Un mouton tout blanc. Un poulet noir avec des plumes rouges. Un poulet tout blanc.

-Une chèvre ?

-Non.

-Dit-il aussi, un petit bœuf-un gros bœuf ?

-Oui.

-Le *Xamb* a exigé un petit bœuf. Qu'est ce qui se passe ensuite ?

-Les parents du malade contribuent pour aider. Ma grand-mère ne soigne pas seule. Il y a aussi les élèves qui doivent chanter.

Les parents du malade vont à la maison et collectent de l'argent pur acheter le bœuf. S'il y en a un suffisamment riche pour pouvoir acheter le bœuf, il l'achète. Le prix n'est pas fixe, il faut marchander.

-La malade les accompagne ?

-Oui. Ils peuvent revenir dès qu'ils ont acheté le bœuf.

-A quel jour ?

-Avant tout le lundi, vers le soir, vers quatre heure et ils donnent ensuite de l'argent aux griots qui battent les tambours.

-Combien ?

-30 000 FCFA. Ils demandent aux griots de revenir le mardi matin à sept heure à l'aube.

La grand-mère prépare le lait le soir et les gris-gris nécessaires. Elle récite des incantations. Elle met le lait dans une calebasse.

_Où va-t-elle chercher le lait ?

-Chez le paysan, chez le berger.

-Un litre ?

Non. Une plus grande quantité. Elle met quelque chose dans le lait. Elle peut aussi mettre un peu d'argent dans le lait car cet argent appartient un peu aussi au *Rhab*. La malade assiste à tout cela.

-Même quand elle va chercher le lait.

-Non, elle n'y va pas avec la grand-mère. La grand-mère essaie de parler avec les gens pour mieux connaître les *Rhab* du malade. Car, avant tout, il faut connaître les Rhab du malade. On peut demander aussi au *Xamb* les *Rhab* du malade. On doit aussi demander le nom de famille du malade.

-Les lundi soir pour la malade ?

-Oui, elle mange du Sanglé.

-Ensuite elle va dormir.

-Oui, le lundi soir on n'organise pas de cérémonie. Elle prépare tout. La malade se tient prête. La malade se tient à côté. Ensuite les griots sont de l'autre côté, les talibés, les élèves et les spectateurs restent de côté. On peut trouver aussi le nom du *Rhab* chez un spectateur, qui tombe en crise et prononce le nom du Rhab.

-Comment réveille-t-on la malade le matin ? `

-Elle se couvre avec une étoffe, avec une étoffe toute noire.

-On lui coupe les cheveux ?

-Ensuite on lui verse du lait sur la tête.

-Sans être rasée.

-Sans être rasée.

-Du lait caillé ?

-Du lait caillé.

-Comme le lait est-il caillé ?

-Ils vont chercher le lait chez le berger et on le conserve à l'air libre et le mardi matin, le lait est caillé.

Ils lui versent le lait sur la tête. Ils laissent la malade étendue. Couverte. Avec l'étoffe noire. Quand la grand-mère découvre le malade, elle peut en même temps constater la présence du *Rhab* à travers les traces qu'il a laissés sur l'étoffe.

-La grand-mère ne procède pas à des massages ou n'organise pas d'autres séances ?

Elle attend que la guérison débute pour ce faire. Elle doit chercher le *Rhab* du malade avant de commencer à le guérir. Le sacrifice doit être double si les Rhab du malade sont plus forts que les Rhab du Xamb de la grand-mère.

-Si on n'a pas besoin d'acheter deux bœufs, ils attendent jusqu'au soir. Alors ma grand-mère porte le *N'Doepino*, un vêtement dont la coupe a été inventée par mes grands-parents, il va jusqu' à terre, avec de longues manches. Elle met ses gris-gris.

-Sous la robe ou par-dessus ?

-En dessous.

Elle quitte ensuite la pièce. Elle exécute un signe avec une sorte de gris gris fait d'étoffe blanche et de cauris blancs. Elle crache ensuite la noix de cola dessus. Elle se prosterne aux quatre coins du ciel. Les griots commencent à battre le tam tam. Ils chantent ensuite une chanson au début. La chanson peut faire tomber les spectateurs s'ils sont possédés par les *Rhab* ou s'ils ont des maladies cachées et qu'ils ne veulent pas que les autres découvrent. Et là, quel qu'un peut commencer à parler.

Je sais ce qui doit être fait avec les malades. ON doit lui laver les mains avec du sang et les pieds avec du lait. Ensuite on doit battre deux nuits durant le tam tam pour les Rhab.

-On sacrifie un animal ?

-On sacrifie un animal. On verse ensuite le sang tout autour des cornes. On verse le lait tout autour des cornes. On fait des incantations. Les griots battent le tam tam. Ils parlent aussi. C'est ensuite qu'un malade parle.

-Et quand un spectateur ne dit rien de ce qui doit être fait ?

-Dans ce cas, la grand-mère va trouver les *Rhab* dans les *Xamb*. Et les *Xamb* donnent un signe. Elle parle en murmurant aux *Xamb*. Un gris gris dira à la grand-mère qu'on doit battre le tam tam une moitié de la journée car les

Rhab aiment beaucoup la musique. Beaucoup de *Rhab* sont obligés de prendre part à la fête quand on bat le tam tam. Si les *Rhab* n'ont pas eu assez du tam tam, il faut que cela continue, sinon ils ne disent rien de la maladie qui frappe le patient.

Le *Rhab* se transforme en une personne, il va prendre possession d'elle et la personne tombe en crise. Elle va parler ensuite avec la grand-mère mais doucement. Et la grand-mère dira : Il faut qu'on entame maintenant une longue, longue, longue danse. Après ils vont s'arrêter jusqu'à mercredi soir. Sept chansons doivent être chantées. Les *Rhab* sont ensuite venus. La malade se lave à fond., avec d lait et du sang des animaux.

-A quel moment a-t-on tué les animaux.

-Le lundi car il faut donner la viande à manger aux spectateurs. . On tue le lundi quand la malade arrive avec l'animal.

-On ne conduit pas l'animal à la mer ?

-Si les *Rhab* de la malade habitent dans l'eau. Les Rhab peuvent venir des buissons. Ils peuvent de même venir à la maison de la grand-mère.

-N'as tu pas vu que la malade était assise sur l'animal.

-Je l'ai vu une fois.

-La malade n'avait pas parlé de son *Rhab*.

-La malade ne parle pas du *Rhab.* C'est le Xamb. Quand on conduit la malade à la mer, c'est pour faire venir plus vite le *Rhab*. Parce que les vagues se succèdent, de plus en plus, que les Rhab arrivent.

-Comment tue-t-on l'animal ?

`-On le lave et le nettoie dans la mer. On conduit l'animal chez le *N'Doepkat*. Le *N'Doepkat* a une sorte de calebasse. Ils ligotent la bête par terre et l'égorgent. Il y a aussi des cornes particulières qui sont mis autour du bœuf. On attache des gris-gris aux cornes du bœuf. Des pointes de cornes sont mises autour du bœuf.

-On récupère le sang dans une grosse calebasse. On ne mange pas le sang (On ne boit pas le sang NDLR). IL ne coagule pas.

-Est ce qu'ils mettent quelque chose dans le sang ?

Ils mettent une pièce de monnaie dans la calebasse. La calebasse est recouverte d'un tissu très léger. On la met de côté. Ils versent du sang trois fois à droite de la malade, trois à gauche quand on la traite.

-La malade est nue ?

-Presque.

Enregistrements au village psychiatrique

René m'a confié une lettre à remettre à Mamadou

Mamadou est accroupi devant sa mobylette et dirige son regard, en arrière, vers moi

C'est la même situation qu'il y a deux ans.

A l'époque, il était accroupi et cimentait le rebord du puits.

Je l'ai retrouvé, beau, doux, souple. A nouveau, je ressentis qu'il ne pouvait déjà pas me supporter dès la toute première seconde de notre rencontre. Je sais que cela ne pouvait pas fonctionner entre nous.

La forte douleur que cela entrainait, c'est à dire le fait de reconnaître sa beauté, sa délicatesse, son élégance, tout cela provoquait de l'irritation en moi.

Le roi David arrive de manière insidieuse.

Le refugié, l'intrigant, l'assoiffé de pouvoir, le flirteur, le chanteur qui cherche de l'or par kilos de Punt

Sur le visage, on pouvait lire les yeux agrandis d'un exalté qui regardaient fixement.

On aurait dit qu'un lin éventait son corps.

Il nous salue sans un mot.

Il rit à peine.

Il ne chante pas.

Il est accompagné de sa mère.

Aïdera vient avec ses manières feintes.

Elle pointe de manière ostentatoire sa poitrine.

Elle ne lâche pas ma main,

Elle est accompagnée de sa mère.

Sagan ne tient pas en place et rouspète.

Son père est avec lui.

Paul crache.

Il n'a pas fini de cracher qu'il se racle la gorge.

Il est insupportable ; avec lui, il a toujours quelque chose dans la gorge.

Et justement, il a la gorge sèche.

Il faut bien se débarrasser de cela.

Il crache trop de nouveau.

Trop de crachats avant qu'on puisse les sortir de sa gorge.

Paul crache.

C'est à nouveau sec.

Il faut pourtant arrêter cela.

Sa mère l'accompagne.

Ibrahima, l'hermaphrodite, arrive.

Un visage de lune.

L'idiot du village-un dieu hydrocéphale.

Une poitrine de vierge et une queue bien plantée entre les jambes.

Ibrahima sue.

Une peau brillante sur un corps grassouillet.

Il a dans les 17, 18 ans.

Il marche penché en avant sous l'effet des médicaments. Sa mère l'accompagne.

Elle a un cure-dent à la bouche.

Elle voulait que son fils soit traité avec des médicaments de Blancs.

Nozinant, Anafranil, Halopéridol, Largactil.

Ibrahima doit se rendre à Dakar pour se faire examiner.

Il n'a pas l'argent nécessaire.

Golan, la tête rasée, arrive à cloche-pied.

Un faciès lunaire tibétain au-dessus d'un corps de 17 ans d'un nomade africain.

Il tend sa main de berger.

Il se détourne.

Il donne pour la deuxième fois une main glaciale.

Des piaillements d'oiseau.

Il cherche le sucre.

A côté de la chaise sur les genoux de Mamadou. De l'autre côté de la chaise.

Sous la charpente de la maison où on se réunit.

Il se laisse glisser sur le pilier. Il caresse le pilier.

Les yeux fermés, il cherche, en frottant les joues contre le bois, avec les joues, avec la bouche, cherche, cherche, embrasse. Le bois ne donne pas de lait.

Les mains de Golan tremblent.

Une pseudo maladie de Parkinson.

Le syndrome de la maladie de Parkinson.

Le syndrome diencéphale.

Syndrome extrapyramidal.

Golan essaie d'attacher deux chewing-gums à une branche fourchue.

Il confectionne en tremblant un lance-pierre.

Golan prend une mangue et la cuit dans le fourneau déjà préparé pour le thé.

C'est tellement évident que Mamadou nous invite à déjeuner.

Il ne nous invite pas.

Il ne nous invite pas à venir à table.

Il ne nous invite pas.

Sa famille, sa femme, sa mère avec le fils âgé de de quelques mois, sa belle –sœur, forment un cercle.

On met au milieu un grand bol en émail.

Du petit riz rond.

De l'huile de palme rouge.

Des tomates.

Un légume vert qui ressemble à une tomate, qui, au goût, rappelle à peu près celui d'aubergine. De la groseille de Guinée, qui ressemble à des épinards, d'après le goût de l'oseille cuite.

Du requin.

Du requin de Casamance qui, jusqu'à Ziguinchor, est encore salé.

La famille fait de petites boules de riz mélangé aux légumes.

La sauce dégouline.

Ils enlèvent la peau du requin, enlèvent les arêtes et donnent à celui qui est le plus respecté des morceaux.

Mamadou :

-Dans la famille africaine, l'enfant passe de main en main.

La mère le passe à Eléonore, Eléonore à Mamadou et Mamadou à sa mère.

Quand l'enfant a le hoquet, on lui colle un petit duvet blanc à l'aide de salive.

-Mon fils a un mois. C'est à un mois qu'il a commencé à voir.

Ils sont d'abord tout clairs. Il ne va pas être très noir. Cela se voit à ses oreilles. Cela commence d'abord par les oreilles qui prennent la couleur définitive.

-Ils prennent de la nivaquine à titre prophylactique contre le paludisme.

On donne au petit du sirop de nivaquine.

On devrait dépasser la chimiothérapie dans notre village psychiatrique. On soigne ici les malades avec un neuroleptique et quand on les laisse partir, parce que leur état s'est amélioré, ils ne disposent plus de l'argent nécessaire pour acheter régulièrement les médicaments et ils font des rechutes.

Mamadou nous conduit l'après-midi chez le chef aide-soignant.

Eléonore me dit :

-Quand le chef parle, Mamadou se ferme comme une fleur.

Le chef dit :

-Le village psychiatrique a été inauguré en 1974. Il se trouve à Kenia, à trois km de Ziguinchor et s'appelle Village Emile Badiane, du nom d'un Ministre décédé.

-Vous aimez le vin de palme ?

-Le professeur Collomb s'engage beaucoup pour ce village. Il envoie depuis Dakar des échantillons des firmes pharmaceutiques, c'est ce qui explique que nous soyons toujours approvisionnés en neuroleptique en quantité suffisante.

-Je ne crois pas à la psychiatrie traditionnelle africaine. Les gens viennent toujours ici après avoir consulté les guérisseurs, les magiciens et autres marabouts. Ils ont dépensé beaucoup d'argent sans être pour autant guéris. Nous essayons de réinsérer les malades dans la vie familiale. Du reste, nous traitons avec du neuroleptique, y compris pour la schizophrénie. Nous enregistrons beaucoup de succès.

-nous traitons aussi l'épilepsie.

-Nos moyens sont limités.

Les familles également n'ont pas beaucoup de moyens. Nous aurions dû envoyer un paralytique de 65 ans à Dakar. Nous ne l'avons pas fait faute d'argent.

-Nous n'avons pas pu installer un service de santé communautaire. Cela n'aurait fait que coûter du temps et de l'argent aux malades mentaux.

-Nous coopérons avec le service de santé des Chinois de la République populaire de Chine. Cela s'avère cependant difficile. Nous ne pouvons pas lire leurs ordonnances. De même, on ne peut pas toujours se fier aux résultats de leurs analyses.

-Je suis Diola et je parle diola et ouolof.

Collomb m'a formé à Dakar en tant qu'infirmier. Je me rappelle très exactement comment il m'a préparé à ce poste. Cc n'était pas facile. J'étais obligé de rompre d'avec toutes mes relations à Dakar. Je me suis fait néanmoins de nouveaux amis à Ziguinchor.

Mamadou est Balante.

Il parle à la fois balante, woloff et diola.

Il comprend également mancagne.

Le chef dit :

-Nous ne disposions au début que de 8 pavillons. Nous en avons maintenant en tout 29. Nous avons 3 puits.

-Nous n'avons pas eu de problème d'eau cette année. Nous craignons cependant l'arrivée des termites.

-ce terrain abritait naguère l'Ecole d'agriculture. Elle y a cessé ses activités à cause des termites. On peut dire que les psychiatres se sont fait avoir en achetant ce terrain. Les petits jardins ne donnent rien. Les termites dévorent les racines.

- les malades ne restent ici que peu de temps-au maximum 2 mois.

C'est alors que nous pouvons les laisser partir. Nous avons décidé de cultiver ensemble un champ.

-Nous vendons des arachides, des mangues.

On a construit le village en 1974 et depuis 203 personnes y sont passées. Nous avons 13 malades actuellement et 13 accompagnateurs, 2 Jaraaf, des chefs de village traditionnels, 2 infirmiers, Mamadou et moi.

Les médecins qui viennent de Dakar devraient superviser le village. Nous n'avons pour l'instant trouvé aucun qui accepte de venir. Un personnel de l'aide au développement, un médecin français, qui était en fonction dans un village voisin, est le seul qui, à un certain moment, est venu ici.

Le Professeur Collomb vient avec son avion privé mais les autres psychiatres préfèrent rester à Dakar et pourtant, il est bien écrit dans leur contrat qu'ils doivent travailler un certain temps dans la brousse. Ils considèrent comme faisant partie de la « brousse » une clinique à Dakar où ils travaillent et qui n'appartient plus au territoire de la commune.

C'est à l'initiative du Professeur Collomb qu'on doit l'érection du village. Il voulait allier les formes traditionnelles de thérapie avec la psychiatrie moderne. Il avait pensé le village comme modèle pour tout le Sénégal et peut-être même pour toute l'Afrique.

-L'Etat n'a pas dépensé un centime

-le Rotary Club voulait faire quelque chose pour les fous.

-Nous disposons de 500 000Francs CFA- l'équivalent de 6000 Mark- pour 6 mois.

-L'infirmier gagne 28 000F nets le mois.

Ici, les patients ne paient rien pour le traitement et les médicaments.

Les malades et leurs accompagnants doivent payer quelque chose pour les repas.

Nous donnons 800 grammes de riz, un quart de litre d'huile d'arachide, un quart de litre de pétrole par semaine et par personne. Les familles contribuent en poisson, légume et sel.

-Chacun cotise à l'occasion pour préparer en commun un repas.

Mamadou :

-Avant je vivais très étroitement avec les malades avant qu'on ne m'amena le chef. Ils étaient dans toute la maison, s'asseyaient autour de moi. On jouait aux cartes.

Je ne distribuais que de manière parcimonieuse les pilules. Prendre des pilules pose des problèmes. Les malades les rejettent. Les accompagnants les donnent au mauvais moment.

-Je ne veux aucune contrainte

- J'ai exigé de même que les maisons ne soient pas disposées en ligne droite. Regardez au milieu la fondation qui n'est pas terminée. J'ai demandé qu'on arrête là bas le travail et qu'on y construise aucune maison.

-Le village reflète aujourd'hui l'attitude du chef. Le chef n'ouvre pas les portes de sa maison. Il faut se faire annoncer.

-Le chef, c'est le genre de médecin militaire. Pour lui, il n'y a que les ordres qui vaillent.

Des groupes de jeunes passent devant des montagnes d'ordures allumées de Ziguinchor.

Des êtres hirsutes bruns les accompagnent.

Les kankuran.

Et des magiciens. Ils sautent en l'air et vont sur les fils de téléphone.

C'est dangereux de les approcher.

Les groupes passent par les pistes d'envol et se dirigent dans la forêt sacrée.

Les gestes du maniérisme sont de nouveau des gestes archaïques. Personne n'est aussi maniéré que le « sauvage ».

Jean Delay et Pierre Deniker.

Des méthodes chimiothérapiques dans la psychiatrie.

Depuis 1954.

Réserpine.

Chlorpromazine.

Des relations évidentes entre effet thérapeutique et effets secondaires.

Nous proposons de les résumer sous le terme de « neuroleptique » du fait des effets caractéristiques sur le système nerveux.

Les effets fondamentaux sont les suivants

1 Un état caractéristique d'indifférence psychomotrice.

2 Efficacité en cas d'agitation et d'états d'excitation.

3 Réduction de troubles psychotiques chroniques et violents.

4 Diencéphale et des effets secondaires extrapyramidaux.

5 Des effets subcorticaux radicaux.

Le syndrome psychomoteur :

Indifférence.

Absence de participation affective et émotionnelle.

Réduction de la motivation.

Ralentissement de la réaction à des stimuli extérieurs, sans que cela n'affecte cependant l'attention et les capacités intellectuelles.

Penchant vers la folie dépressive.

Des faiblesses psychomotrices.

Les neuroleptiques les plus forts présentent l'avantage, en bref et en schématisant voire en caricaturant, de nous présenter les effets les plus importants de ces médicaments sur le système nerveux et la psyché.

Les thérapies biologiques n'agissent sur les malades mentaux que dans la mesure où elles provoquent une transformation physiologique artificielle dans les centres vitaux du cerveau.

Nous ne détenons que peu d'explications sur les transformations anatomiques provoquées par ces médicaments sur le système nerveux central.

Difficile d'interpréter les lésions du cerveau quand il y a des cas de morts dus à des complications. Dans tous les cas, on a noté des transformations significatives du système nerveux. Les lésions sont diffuses et concernent tout le cerveau. Tous les signes réversibles d'ordre végétatif, neurologique, psychomoteur provoqués par différents neuroleptiques ont déjà été décrits de manière classique en relation avec l'inflammation cérébrale par Economo ainsi que les effets que cela entraine.

Mamadou

-Je ne donnerais absolument pas de médicaments psychotropes à Ibrahima. Je lui donnerais plutôt de l'aspirine ou du placebos. Mais le chef insiste pour qu'on lui donne du neuroleptique.

-Du neuroleptique pour des troubles hormonaux.

Ibrahima n'aurait pas eu de difficultés dans un village normal. On l'aurait accepté.

-Sa famille insiste pour qu'il soit mis ici mais le traitement est inapproprié.

Jean Delay et Pierre Denker :

Le chlorpromazine, largactil, le prototype de tous les neuroleptiques, est et reste le médicament de base dans la psychiatrie.

Note provisoire concernant le potentialisateur 45600 de mars 1952.

Laboratoires Rhône Poulenc-Spécia.

Certains dérivés de phénothiazine ont des effets combinés sur le système nerveux central, Laborit et Huguenard les ont fait ressortir pendant la production de l'anesthésie à fort potentiel.

Cela peut conduire à une anesthésie sans anesthésique.

Effet sur la température générale.

Effet sur le rythme cardiaque.

Effet sur la pression artérielle et vasculaire.

Effet sur le rythme respiratoire.

Autres répercussions sur le système végétatif

Effets sur la constitution du sang.

Le chloromazine est un remède fort dont l'utilisation doit être moins considérée comme un traitement de fond que comme une imprégnation totale de chlore.

On doit atteindre une imbibition permanente des cellules nerveuses.

L'efficacité réelle dans le traitement des psychoses qui fait la particularité du chloromazine ne trouve pas d'équivalent dans le domaine des névroses.

Effets secondaires et accidents :

Mort subite.

Phlébites.

Caillot dans les vaisseaux sanguins.

Pneumonie.

Collapsus cardiovasculaire.

Sensibilité à la lumière.

Affection du derme.

Faux érysipèle.

Jaunisse.

Accélération anormale du rythme cardiaque.

Diminution de la salivation.

Ralentissement des mouvements de digestion de l'estomac et des intestins.

Changements de la régulation de la température.

Perturbation des processus métaboliques internes.

Obésité.

Perturbation des menstrues.

Lactation.

Baisse de l'activité sexuelle.

Rhumatisme.

Le syndrome extrapyramidal :

Indifférence psychomotrice.

Paralysie motrice dans contraction musculaire accrue.

Absence de mimique.

Modification anormalement forte des sécrétions sébacées.

Salivation.

Ralentissement de la motricité.

Raidissement de l'attitude sans mouvement de bras.

Tremblements.

Révulsion des yeux.

Contraction anormale de la bouche.

Le ténébreux roi David est commerçant.

Il vit de trafic avec le Libéria, la Sierra Leone.

Il s'adonne au trafic de tissu.

Il doit corrompre les douaniers.

Tout recommence de nouveau, lorsqu'il quitte le village guéri.

Jean et Pierre Deniker :

Lévomépromazine.

Nozinan.

L'effet est souvent plus fort que celui du chlorpromazine lors des crises d'excitation psychotiques aigües ou particulièrement aigües. Efficacité plus grande dans les cas de dépression.

Effet bénéfique pour les schizophrénies et autres psychoses chroniques.

L'effet hypnique au début du traitement est souvent si intensif que les patients peuvent en être affectés comme la Belle dans le conte.

Nous pouvons observer des patients qui se sont endormis debout ou se sont écroulés.

Cet effet peut conduire à des syncopes ou à une perturbation du système sanguin.

Les accidents les plus graves qui peuvent être mortels sont des œdèmes ou des infarctus pulmonaires.

Des empoisonnements apparaissent.

Mamadou dit, Aidera qui ne veut pas lâcher ma main, s'est mariée il y 'a peu.

Son mari n'a pas pu consommer le mariage pendant la nuit de noce.

Jean Delay et Pierre Deniker.

Des psychiatres belges ont démontré, en 1959, les propriétés neuroleptiques d'un nouveau groupe chimique qui étaient totalement différentes des précédentes, celles des butyrophénones.

Leur prototype en est l'halopéridol.

Il calme surtout les états d 'excitation et les délires. Il dépasse en cela tous les neuroleptiques déjà connus.

Ces effets secondaires sont très proches de ceux des autres neuroleptiques.

Possibilité d'un syndrome malin qui se manifeste par une température anormalement élevée du corps, une sudation excessive, une chute de l'équilibre en matières minérales et en eau du corps et, à l'occasion, par des affections cutanées de la peau, diffuses ou en tâches.

L'arrêt immédiat du traitement est impératif car autrement, cela entrainerait des complications mortelles, comme on l'avait déjà indiqué pour d'autres médicaments puissants.

Lorsque Sagna, le grincheux eut 30 ans, il fut pris de force par ses frères à Dakar et ramené ligoté dans son village et dans la forêt sacrée de l'initiation.

Jean Delay et Pierre Deniker :

Tofranil.

L'introduction du Dimethylamino-propyl-immino-dibenzyl comme médicament antidépresseur a suivi en 1957.

La plupart des complications peuvent être surmontées par des médicaments simples.

A dose suffisante, il se comporte comme une drogue qui provoque l'épilepsie.

A petites doses, il a un effet de resynchronisation.

Il reste à chercher laquelle des deux propriétés provoque l'effet antidépresseur thérapeutique.

Ibrahima, l'hermaphrodite est couché, inerte, sous le manguier.

Il est assis, inerte, sous le manguier.

Le passage d'une position à l'autre se produit soudainement.

Le passage d'une rigidité à l'autre.

La tresse de la mère de l'hermaphrodite Ibrahima pousse.

Elle ne se fait pas traiter.

Mamadou sort son tourne disque.

Il joue du Ok-jazz sénégalais.

Mamadou danse.

Le grand jaraaf danse, de même que le Sarakholé, le petit et le Bambara.

Le douanier danse.

Et l'employé de bureau.

Ils se trémoussent.

Ils se cognent mutuellement les hanches.

Ils nouent précautionneusement leurs mains, l'un la droite, l'autre la gauche, en haut, à côté de leurs têtes.

L'un croise sa main avec celle de l'autre et les couples ainsi formés glissent habilement l'un à côté de l'autre.

Gracieusement et avec raideur.

Le douanier se retourne et frôle les fesses de Mamadou. Avec prudence, Mamadou touche le douanier sur la fesse gauche, la fesse droite et au milieu.

Le douanier se retourne de nouveau et Mamadou le saisit avec précaution et rapidité entre les jambes.

Mamadou va chercher son fils.

Il le tient sur les bras et danse avec lui.

Ibrahima part.

Cela ne le fait pas bouger.

Sa poitrine, son membre, sa graisse, ses yeux, la tenue de sa tête ne bougent pas lorsqu'Ibrahima part.

Repoussé.

Eléonore observe qu'Ibrahima, à côté des gestes qu'on fait au football de Ngagne, le douanier, exprime un mouvement à Mamadou, un tressaillement dans la nuque, le genou.

Ils sont éblouis par le football et ne remarquent pas le mouvement d'Ibrahima.

Et ensuite, c'est déjà passé et, de nouveau, c'est comme avant.

Le lundi, le mercredi, le vendredi, vers quatre heures de l'après-midi, le penc est organisé.

Sous un toit arrondi.

C'est une sorte de réunion des villageois.

Les patients viennent avec leurs accompagnateurs.

On fait du thé.

Le grand Diara, le sarakholé, traduit les demandes et leurs réponses.

Peul, wolof, diola, mandingue.

Aidara à la poitrine haute vient au penc.

Elle a emballé toutes ses affaires. Elle veut partir en silence avec son paquet sur la tête.

Sa mère la suit.

On se moque d'Aidara.

Paul se fait apporter par une petite fille une chaise longue au penc.

Il se tient au centre d'un petit cercle de gens et se racle la gorge.

Comme s'il se raclait la gorge pour tous les mots prononcés par les autres.

La petite fille place à côté de sa chaise longue un récipient en émail.

Il crache dedans.

Mon Dieu, il vient de se racler la gorge !

Laisse-le cracher !

Il retient les mots qui font qu'il se racle la gorge.

Au début du penc on prépare le thé.

Mamadou s'assied au milieu.

Un paquet avec du thé vert chinois.

Une boîte de sucres en morceaux.

Plusieurs verres.

Un plateau.

Une théière.

Un seau d'eau.

Un four à charbon de bois en fer.

Mamadou lave les verres.

Mamadou égalise la cendre incandescente avec ses doigts nus.

Mamadou remplit la théière à ras bord avec du thé, verse de l'eau dessus, la met à chauffer.

Mamadou verse la décoction à un certain niveau dans un verre, moussante.

-Rincer le thé.

Laver le thé à eau chaude dans la théière.

Beaucoup de mousse.

Sans mousse aucun respect envers les autres.

Mamadou met de côté le premier jet pour pouvoir renforcer le goût du troisième et du quatrième verre.

Mamadou met du sucre sur les feuilles de thé humides et remplit la théière.

Mamadou met la théière sur les charbons ardents.

Mamadou remplit les verres à ras bord en faisant de la mousse.

Il y a trois verres.

Ceci est le premier.

On y met peu de sucre.

Ça s'appelle Ouel.

C'est destiné aux hommes.

Les femmes adultes ont le droit d'en prendre.

Les filles pubères n'y ont pas droit.

Le goût est amer. C'est un aphrodisiaque.

Le Jaraaf, le Sarakholé, distribue les verres.

Les femmes refusent de boire.

Les hommes boivent.

Eléonore, elle, peut en prendre et le trouve amer.

La troisième infusion, c'est-à-dire le deuxième est plus sucré. Tout le monde en prend.

La quatrième infusion, c'est-à-dire le troisième verre est pour tout le monde.

Le chauffeur de taxi de l'hôtel refuse de boire du thé avec nous.

-Je ne sais pas comment ils le préparent ici.

Penc

Mercredi après-midi.

Le Jaraaf, le Sarakholé, s'excuse de ne pas avoir traduit dès le début.

La mère d'Ibrahima veut savoir ce qu'il en est de son fils, l'hermaphrodite.

Il ne parle pas.

Il ne répond pas.

La nuit dernière il a dormi à l'extérieur.

Elle s'est adressé à lui.

Il n'a pas réagi.

Le chef répond.

Le Jaraaf traduit la réponse.

Le chef a eu l'intention, il y a une semaine, de renvoyer Ibrahima, l'hermaphrodite, à la maison.

La mère était contre.

Elle a exigé plus de médicaments pour son fils.

La sœur de Fatou dit, traduit Jaraaf, le Sarakholé, que Fatou n'a pas déféqué hier.

Sur le corps de Fatou on voit quelques affections cutanées sous la forme de stries, ce qui pourrait signifier que son corps a enflé.

Golan se précipite de nouveau sur la boite de sucre.

Sa mère le renvoie.

Il doit changer son pantalon.

Il quitte la cour de réunion pour aller vers la fondation de béton inachevée.

Il se déshabille.

Il va dans la maison où sa famille est logée et met le pullover et le pantalon noirs.

Lorsqu'il revient à la cour de réunion, sa mère le houspille.

Elle tient le petit frère de Golan, ou son demi-frère, sur ses genoux et l'allaite.

Le frère de Golan frappe un autre nourrisson avec ses deux poings dans la figure.

Golan court de nouveau vers la fondation de béton, prend le pantalon mis de côté, le sent et l'apporte de l'autre côté dans la maison familiale.

Mamadou propose de prescrire à Golan moins de neuroleptique.

Mamadou interroge Sagna le grognon. Sagna répond en ignorant son père.

-J'ai été circoncis en 1955.

-Donc, à 14 ans.

-Pas dans mon village.

-je n'étais pas dans la forêt sacrée.

-la forêt sacrée et la circoncision ne coïncident pas toujours.

-Ma classe d'âge n'a pu aller dans la forêt sacrée qu'en 1971.

-Je travaillais comme aide -soignant dans un hôpital.

-J'ai été secrétaire d'une équipe de recherches.

Mamadou interroge le père de Sagna.

Le père de Sagna répond en ignorant son fils.

-En 1969, il a eu les premières crises.

-Le médecin de l'hôpital l'a envoyé à Dakar, à Fann, dans l'hôpital universitaire.

Sagna dit :

-Je ne suis pas revenu dans mon village.

-Je ne suis pas allé dans la forêt sacrée.

-J’ai refusé à cause des plaies que m’avaient causé la corde.

-Je suis allé à la police et j’ai porté plainte contre ma famille.

Le père de Sagna nie avoir été complice de l’enlèvement.

Qu’est ce qui s’est passé entre 1971 et 1975 ?

Le père dit :

- En 1975, on organise pour Sagna une cérémonie particulière dans le bois sacré pour qu’il puisse rejoindre ses camardes de même classe d’âge- sinon, il devra, plus tard ,y aller avec des gens qui pourraient être ses enfants. Il serait appelé par un nom particulièrement honteux et devrait s’asseoir avec les femmes.

Le chef s’en donne à cœur joie et raconte à Eléonore la fierté des jeunes hommes dans la forêt sacrée.

Mamadou dit :

-On doit ramper au pic du midi sur des champs d’épines.

-On est battu toute la journée, si on ne retient pas immédiatement les gestes et les sons de la langue secrète.

Le chef dit :

-mais nous sommes fiers. Les jeunes hommes sont fiers. Ils ne peuvent pas s’attendre à cela. Le père te promet un troupeau entier si tu surmontes les épreuves de courage et d’endurance. Il dit : tu deviendras fort comme un taureau.

Mamadou n’est pas satisfait du penc.

-Le chef parle trop. Les malades doivent parler. c’est suffisamment difficile.

Les gens ne se comprennent pas entre eux, à cause des différentes langues.

Et alors :

Un fils ne doit rien reprocher à son père.

Une femme ne doit rien reprocher à son mari.

On ne doit absolument pas parler de certaines choses.

Ce serait honteux.

Si le chef tire la discussion à lui, il n'en sort absolument rien. Eléonore et moi voulons contribuer.

Devons-nous acheter les médicaments ou offrir à manger à tout le monde ?

Mamadou dit qu'un repas pour tous coûterait à peu près 60 Mark.

Ils discutent de notre proposition au penc.

Ils se décident pour le repas.

Les accompagnatrices, les mères, commencent à applaudir.

Elles applaudissent pour remercier pour le repas.

Lentement, de plus en plus vite.

Les accompagnatrices, les mères, sautent du cercle de la maison de réunion, soulèvent les pagnes, chantent, poussent des cris de joie, frappent le sol de leurs pieds, trépignent, dansent et ont honte.

Fatou dort sur le sable du sommeil chimique.

Les mères l'appellent.

Ses paupières se lèvent et retombent.

Fatou se lève.

Elle surmonte sa torpeur.

Saute en avant, soulève son pagne, chante, pousse des cris, frappe le sol avec ses pieds, trépigne ; elle a honte.

Ibrahima n'entre pas dans la danse.

Il n'a pas de pagne.

Il chante.

Il pousse des cris.

Il frappe le sol avec ses pieds.

Il ne va pas jusqu'à trépigner.

J'appelle Golan.

Golan sifflote.

Il sautille sur place.

Il trace une ligne en partant de la gauche, avec son pied droit trainant qu'il enfonce plus profondément dans le sable après chaque pas de côté, autour du poteau central pour tracer un cercle inachevé.

A la manière d'une fougère ?

Des messages d'hyménoptères ?

Des messages perturbés ?

De nouveau à la manière d'un insecte à cause des perturbations ?

De nouveau, à la manière d'une fougère à cause des perturbations provoquées par des substances chimiques thérapeutiques ?

Préhistorique ?

Néolithique ?

Des rites d'initiation précoces ?

Des rites d'initiation de la prime enfance ?

Refoulés par le quotidien en Casamance ?

Refoulés par la radio, les voitures, la construction de logements sociaux ?

Perturbés par les hormones, les rêves, les attaques cérébrales ?

Tremblement provoqué par l'halopéridol, l'anafranil, le nozinan, le largactil ?

Les mères frappent dans les mains.

Sauter en avant, remonter le pantalon, chanter, pousser des cris, taper des pieds, trépigner.

Syncoper avec précision.

Juste une petite marque dans le sable pour que le message ne se ferme plus totalement.

On enregistre les patients et leurs accompagnateurs dans un épais registre.

Du numéro 1 à 42 avec l'écriture de Mamadou.

Du numéro 43 à 203 avec l'écriture du chef.

Le numéro 1 est le patient.

Le numéro 2 est l'accompagnateur.

A partir du numéro 189, on ne numérote plus les accompagnateurs.

Alors, lorsque Mamadou dit : nous avons traité ici 203 cas, ce n'est qu'à moitié vrai.

Il n'y avait que 108 patients.

Pourtant son affirmation n'est qu'à moitié fausse, si l'on conçoit la perturbation de l'esprit comme une perturbation entre l'individu et son environnement, si l'on essaie de transformer la famille, dans son appréhension de la maladie mentale comme ceux qu'elle touche.

Il y a un fichier à côté de l'épais registre.

Mamadou trie le matin les cartes du fichier.

Le chef trie à nouveau l'après-midi les cartes du registre.

Golan.

12 ans.

Catholique.

(Animiste).

D'oussouye.

Traité depuis le 2 décembre 1975 comme patient externe.

Melleril.

Jean Delay et Pierre Deniker :

La thioridazine-melleril- peut presqu'être considérée comme un sédatif, si elle n'était pas efficace pour les psychoses. Les effets secondaires n'apparaissent que rarement ; absence presque totale de symptômes extrapyramidaux.

2 cuillères à café le matin, le midi.

3 cuillères à café le soir.

4 décembre 1975 : Il est moins agité, mais toujours perturbé.

3 cuillères à café de melleril, le matin, le midi et le soir.

18 mars 1976 : Il est toujours perturbé.

Halopéridol fort 10 gouttes, un milligramme le matin.

Un milligramme le midi.

1,5 milligramme le soir.

Jean Delay et Pierre Deniker :

La dose moyenne se situe entre 7,5 et 15 milligrammes par jour.

20 mars 1976 :

Reçu au village- « hospitalisé » -pour traiter les parasites intestinaux de Golan.

Schistosome 4 fois positif.

Ascaris 4 fois positif.

Ankylostome 4 fois positif.

Le 22 mars 1976, Golan pèse 30 kilos.

Traitement contre les vers.

Traitement contre la bilharziose.

5 avril 1976 :

Ascaris négatif.

Schistosome 1 fois positif.

Ankylostome 1 fois positif.

20 avril 1976.

Haloperidol réduit au matin à 0,5 milligrammes, le soir 1 milligramme.

22 avril 1976 :

Le père dit :

Golan est un berger.

Il a commencé, il y a un an, à monologuer et à errer.

Il revenait cependant toujours à la maison.

Le père est paysan, agriculteur, « cultivateur ».

La mère dit que les perturbations ont commencé, il y'a 5 ans déjà.

Ibrahima.

Diola.

Il a 18 ou 19 ans.

Il vient de Ziguinchor. Il ne parle plus du tout depuis avril 1975.

Refuse de temps à autre toute nourriture.

Il refuse parfois de porter des habits.

Il est traité depuis 4 ans à Maua un village psychiatrique des Diolas.

La mère dit :

Il est depuis 6 ans malade. Il a fait une chute et a perdu connaissance deux jours durant.

Il tient depuis des propos in cohérents.

Angoisse.

Mais il ne se donne pas de coups.

On le prendra au village le 28 novembre 1975.

Le matin, une ampoule d'anafranil, 25 milligrammes,

Une ampoule de nozinan, 25 milligrammes.

Le midi, 2 comprimés de d'anafril, 20 grammes,

Un demi-comprimé de nozinan, 50 milligrammes.

Le soir un comprimé de nozinan, 100 milligrammes.

Jean Delay et Pierre Deniker :

La faible dose d'anafril consiste à administrer chaque jour 50 à 100 milligrammes.

La forte dose de nozinan, 100 à 200 milligrammes par jour exige de garder le lit et de nombreux contrôles de la tension artérielle par jour. Il est indiqué de répartir la dose et de ne pas dépasser la prise de 10 milligrammes.

30 décembre 1975 :

Le matin 20 milligrammes d'anafril,

25 milligrammes de nozinan.

A midi 20 milligrammes d'anafril,

25 milligrammes de nozinan.

Le soir un comprimé de largatil, 25 milligrammes.

Le 11 janvier 1975, Ibrahima a des hallucinations.

Plus de largatil.

3 fois 25 milligrammes de nozinan.

La mère exige le 3 avril 1976 un traitement à l'halopéridol.

Halopéridol forte le matin 2 milligrammes,

A midi 2 milligrammes,

Le soir 3 milligrammes et 2 comprimés de somnifère.

Fatou.

Diola.

46 ans.

Musulmane.

5 enfants dont un décédé. Fortes angoisses depuis le 14 mars.

Délire de persécution.

Un débit de paroles précipité.

Ellc dit :

Je suis folle.

Vous, mon frère ainé, dites-leur de me laisser mourir, car je suis folle.

L'un d'eux est le fils de ma tante.

Ma fille est morte.

Son mari est mort.

Je me suis répandue.

J'ai fait des sacrifices.

Le Khoulendou Kaye.

Je suis dans ce dieu.

Ils disent que j'ai mangé leurs enfants.

Matin et soir deux ampoules de largactil, 100 milligrammes, deux ampoules d'halopéridol, 10 milligrammes.

Le 7 avril 1976, la malade est devenue plus calme.

Matin et midi 100 milligrammes de largactil en comprimé, 2 milligrammes d'halopéridol en goutte.

Le soir 150 milligrammes de largactil, 3 milligrammes d'haloperidol.

Aïdara.

Agée de 20 ans.

Originaire de Bignona.

Trouble depuis 1972.

Se frappe.

Se plaint de ses oreilles.

Là, il y a quelque chose qui parle.

Mariée à un policier.

Des perturbations depuis lors.

A Fann, Dakar depuis aout 1973 traitée en externe par Dr Dorès.

Internée au village depuis le 10 février 1976.

Matin et midi 5 milligrammes de nozinan,

3 milligrammes d'halopéridol.

La plantureuse Aïdara jette sa robe pendant la distribution du riz.

En un éclair elle est nue.

Sa mère l'enveloppe d'une étoffe.

Mamadou traite la tresse de la mère d'Ibrahima avec de la pénicilline.

Le chef dit :

Ce n'est pas bon.

Nous avons besoin de crème à la cortisone.

Nous n'avons cependant pas l'argent pour en acheter.

Nous avons tout dans notre trousse à pharmacie, de l'antifongique jusqu'aux protections auditives.

Eléonore se souvient d'avoir un reste de crème à la cortisone.

Elle donne le tube au chef pour la mère d'Ibrahima.

Cela aide un peu.

La mère arrive avec l'hermaphrodite.

Elle regarde vers son fils avec des yeux étonnés.

Elle soupire une langue que nous ne comprenons pas.

La plantureuse Aïdara a compris que je ne veux pas l'épouser et l'amener chez moi.

Elle s'assoit à côté d'Eléonore et lui chatouille les jambes avec un brin de paille.

Eléonore ressent cela comme une taquinerie.

Mamadou dit, Aïdara lui a couru après, lentement, de manière subtile.

Quand il était au lit avec sa femme, elle pénétrait dans la chambre et leur enlevait la couverture.

Quand la femme de Mamadou était en travail, Aïdara la plantureuse essaya de l'étrangler.

Sagna le rouspéteur dit :

Mon père fait de la politique.

Ils m'ont amené à Fann.

Le médecin n'a rien pu trouver.

Les stations de radio répandent la nouvelle que je conspirerais contre Senghor.

J'ai été soldat en 1961.

Je suis entré en 1963 dans la santé publique.

Mon père a 2 femmes.

Ma mère est morte.

Elle m'a confié à un frère, mes deux sœurs et un frère cadet et moi.

La raison principale : la possibilité existe de se servir du cerveau avec la télépathie et des moyens audiovisuels.

Mais il faut, au préalable, empoisonner le cerveau.

C'est pourquoi, je suis contre et parle de radio.

Je suis Diola comme mon frère.

Je suis venu à cause d'une circoncision.

Je ne suis pas circoncis.

Je n'ai pas droit à une femme.

Je suis docteur.

Le père dit :

Mon fils est fou.

Il se parle tout seul.

Il jure.

Quand on met la radio, il jure et dit qu'on parle de lui.

Il s'est battu avec son frère parce que ce dernier lui a dit de rester tranquille.

Le roi David arrive subrepticement et dit :

Je ne dis rien.

Je n'ai rien.

Je suis venu ici parce que ma mère m'y a amené.

J'ai peur car la nuit je vois quelque chose comme un esprit ou un serpent, qui rampe en moi.

Alors j'ai peur.

Je veux être seul, c'est ce que je veux.

Je ne veux pas que les gens le sachent.

Je le laisse entre dieu et moi.

J'ai mal aux fesses.

Je parle pour moi car j'ai mal au cœur.

Je ne vois rien.

Jc n'entends rien.

Quand je dors, je rêve que je vois des esprits.

Je suis venu ici pour rester.

Au prochain penc, on va discuter à nouveau du repas commun.

Poisson ou viande ?

Je pense à la viande sur les marchés sous le soleil de la Casamance et jette un requin dans le débat.

Bien entendu, ils acceptent le requin.

Ils sont cependant déçus.

La viande dure aurait été une fête.

Le requin, c’est banal.

Les rythmes des battements de main, des chants ont plus d’effets que l’anafranil, le largactil, l’halopéridol, le nozinan.

Les rythmes dépassent la pseudo maladie de Parkinson, le syndrome diencéphale et celui extrapyramidal

Devons nous acheter un tambour pour le village ?

Si nous partons du principe que les troubles psychiques sont des troubles de la famille, alors Golan, Roi David, Sagna le rouspéteur, Ibrahima, l’hermaphrodite, Aïda aux gros seins sont malades du fait que leur société a été déséquilibrée de manière excessive entre la magie et la sécularisation, les herbes et les produits chimiques ; parce qu’eux mêmes ont été déséquilibrés de manière excessive entre le supermarché et la place du marché.

Mamadou et le chef rassemblent maintenant dans une coque des pilules blanches et de la poudre.

Le déséquilibre devient plus grand.

La tension baisse.

Il y aura un nouvel équilibre si je rassemble sur l'autre tambour, balafon, sifflets et autres instruments de même nature.

La tension monte.

Monte-t-elle ?

N'est elle pas aussi grande si le lourd bol plein de nozinan, largactil, halopéridol, anafranil se penche vers le bas comparé à celui rempli de sifflets et autres, tambours et balafon est emporté vers le haut ?

On ne peut pas reproduire des évènements psychiques à l'aide de balances ou les représenter comme des mines.

J'achète le tambour.

Golan déballe le tambour

Il gazouille.

I exulte.

Le jaaraf, le Bambara, prend le tambour, en joue.

Les femmes prennent le tambour, battent le tambour.

Golan danse.

Ibrahima danse.

Le jaaraf, le Bambara, danse.

Il étire les fesses.

Il pousse en avant son sexe.

Il se le prend, ce faisant.

Les femmes applaudissent, sautent en avant, soulèvent les pagnes, poussent des cris, frappent le sol avec leurs pieds, sautillent sur placc.

Fatou n'est pas possédée aujourd'hui.

Eléonore remarque :

Golan danse de manière plus précise avec plus d'halopéridol.

Le tambour est déjà dans le rituel au prochain penc.

Le jaraaf en assure la garde et ne le sort que pour le prochain penc.

Golan le fou qui n'est pas adulte ne doit pas frapper sur le tambour.

Mamadou et le chef ne sont pas là aujourd'hui.

Silence.

Je demande pourquoi on ne mange pas toujours ensemble.

Parce qu'il n'y a plus d'argent.

Pourquoi ne peut-on pas gagner quelque chose ensemble ? Le grand jaraaf, le Sarakolé dit que nous avons besoin d'un ergothérapeute.

Et sans ergothérapeute ?

Qui peut quoi ?

La mère d'Ibrahima confectionne des balais.

La mère de Golan peut coudre.

La mère de Paul peut tisser.

La mère d'Aïdara peut teindre.

La mère de Ngagne était commerçante à Kaolack.

Ne peut-on pas commencer avec cela ?

Pendant que les hommes sont assis sous les manguiers.

Tous rient.

Les hommes ne devraient ils eux aussi faire quelque chose ?

Nous travaillons assez, disent les femmes.

Ils sont plus à même de ramasser à l'occasion de l'argent pour un repas commun ou bien d'inciter les Toubabs, les Blancs, qui passent à créer une fondation.

Golan tient dans ses mains un bout de papier avec une gourmandise.

Il en distribue à Mamadou, à sa mère, aux autres enfants.

La mère le rappelle aussitôt.

IL essaie de tresser un panier.

Elle lui prend le travail des mains.

Mamadou la rappelle à l'ordre.

Elle obéit.

Golan a le droit de continuer à tresser.

Mais dès que Mamadou s'est éloigné, elle prend le panier des mains de Golan.

Eléonore et moi arrivons aux environs de neuf heures.

Les femmes sont assises sous le manguier. La mère d'Aïdara écaille un poisson de la taille d'un enfant.

C'est du capitaine.

De petites « carpes » grosses comme une main dans un bol mais ce ne sont pas des carpes.

De grosses tomates.

De petites tomates.

Des piments, rouges, gros et piquants.

Des fruits verts qui ressemblent à des tomates qu'ils appellent aubergines.

Des aubergines violettes, rondes.

Ail.

Oignons.

Chou -fleur.

Du poisson séché, peu.

Huile d'arachide- pas d'huile de palme.

Persil- ou est ce de la coriandre ?

Des petites boules de papier avec des épices.

Les femmes apportent des troncs d'arbre mort qu'elles portent sur la tête.

L'une d'elle apporte de chez elle de la braise.

L'une des extrémités du bois est disposée entre trois pierres.

Le feu prend.

On pose les marmites dessus.

On glisse les troncs sous les marmites entre les pierres.

Les femmes pressent les tomates et tamisent la peau et les pépins.

Elles versent de l'huile dans les marmites.

Elles découpent le capitaine en morceau.

Elles pilent le persil ou la coriandre, les graines de poivre, des feuilles de laurier, l'ail et le gros sel.

Elles enduisent le poisson avec cette boule ainsi obtenue. Elles font frire le poisson dans l'huile, le sortent et le maintiennent chaud entre les bols.

Elles lavent les légumes et les séparent, les jettent dans l'huile, versent ensuite la tomate liquide, font cuire les légumes, les enlèvent à nouveau et les maintiennent chauds entre les bols.

On verse le riz.

Ils remuent le riz et mettent le couvercle sur les marmites.

Elles posent des pierres dessus.

Au moment de goûter au premier repas, la mère d'Aïdara danse avec l'échantillon entre les mains.

On répartit le poisson, les légumes et le riz en deux bols et on les remet aux hommes.

Les hommes sont assis autour de chaque bol dans la maison qui sert aux réunions.

Ils forment avec la main des boules d'aliments et laissent égoutter la sauce.

Le chef a apporté du Coca cola, du Fanta et de la bière.

Les hommes se versent mutuellement de l'eau des canaris dans les mains après le repas, se lavent la bouche, mâchent des cure dents, se nettoient les dents avec des bouts de bois qui ont la forme de brosse

Les femmes n'ont droit au reste que vers trois heures.

Le chef et les femmes remercient pour le repas.

Nous remercions les femmes.

Elles ne sont pas habituées à cela.

Mamadou va chercher ses disques.

Golan a mangé avec nous.

Il vomit maintenant.

Il vomit peu, souvent, pas beaucoup, plutôt de la salive.

Je danse avec Golan.

Les hommes dansent entre eux.

Nous dansons ensemble pendant un moment : Golan, sa mère, son frère ou demi-frère.

La mère repousse Golan.

Golan essaie de s'échapper avec un bol plein de restes.

La mère coupe une branche de l'arbre et le menace.

Golan se blottit contre le Blanc, Wolfgang, qui est venu nous chercher.

Golan pose sa bouche sur la poitrine de Wolfgang.

Golan tend à Wolfgang sa tête couverte de sable.

Wolfgang le nettoie en le caressant.

Cela semble calmer Golan.

Le grand Jaraaf, le Sarakholé, dit :

-Tu ne comprends pas : En Afrique, le fou n'a pas le droit de parler à celui qui le soigne. ?!

La mère de Golan fréquente la maison du chef.

Golan vient auprès de la femme du chef.

Il dirige sa tête vers elle pour qu'elle lui enlève le sable et lui essuie les yeux.

Mamadou : Golan a la tête typique d'un schizophrène.

Le chef : Golan a la tête typique d'un schizophrène.

Deux jeunes du village voisin, ce ne sont pas des Mancagnes mais des Mandingues, des frères, se sont fait raser la tête.

Leurs cranes viennent de la cour d'Achénaton, d'Amarna.

Le chef m'explique ce qu'est la tête typique d'un schizophrène. Il se réfère, pour ce faire, à son maitre, le médecin Moussa Diop.

Un occiput aplati.

Un front bas.

Le crâne se déforme en une sorte de triangle.

Le chef approche Golan et montre les caractéristiques.

Là, le chef et Mamadou sont d'accord. Même le marxiste Mamadou défend un déterminisme endogène de la schizophrénie.

De manière inconsidérée ?

Mal informé ?

Un connaisseur ?

Ngagne est le plus beau parmi la belle population.

Il est calme.

Avec une mère jeune et sobre.

Et Mamadou dit naturellement-comme comme il est de coutume chez les psychologues du monde entier, si vous en prenez un qui obtient des effets :

-Ngagne est le plus malade de tous.

Je voudrais apporter à l'intellectuel Ngagne un livre.

Cela me paraît cependant comme une faveur énorme par rapport à ceux qui ne savent pas lire.

Et pourtant, quelle négligence pour Ngagne.

Je joue aux dames avec Ngagne ;

Un jeu de dames sénégalais.

Le jeu d'enfant ennuyeux se transforme d'un point de vue tactique et stratégique d'un coup de main en un jeu multidimensionnel.

Les pions doivent toujours aller de l'avant à l'arrière.

Ah ! Messieurs, Mes Blancs, ils tombent en cascade.

Un trait imprudent au début et le damier tombe jusqu'au carreau le plus éloigné.

Un combat gagné jusqu' au dernier combattant.

Comme Ngagne rit de manière indulgente de mes imprudences.

Je ne suis pas un bon partenaire pour son système ludique.

Le chef :

-Golan ne reconnaît pas sa mère.

-On abandonne les enfants à deux ans.

On les donne souvent à des parents.

-Parfois on les abandonne plus tôt, quand il arrive qu'un enfant soit adultérin ;

-Peut être que Golan a été abandonné trop tôt.

Golan a été donné à sa grand-mère.

Il gardait le bétail.

- peut-être qu'il a neuf ans, peut être douze.

Laisser Golan sommeillant au soleil. On a essayé de lui couper les cordes qui l'entravaient.

Golan égaré et recherché en vain.

Golan, le petit de la hyène.

Golan, le petit du léopard.

Golan, le petit du lion.

Abandonné par les hyènes, les léopards, les lions.

A la recherche de baies et de lait ;

O une ambulance, O !

Un policier habillé en bleu.

Moitié bleu de papillon de nuit, moitié bleu de jour.

Et l'Homme sauvage, Tomboug, court à travers le village psychiatrique qui porte le nom du défunt Ministre, O ! O !

Nu, O !

O ! Avec sa physionomie de Diola, O !

Il saute la petite clôture dans les jardins des fous.

Il arrache des pieds de tomate. Il arrache les tomates.

Il arrache les palissades.

Il détruit les pousses des arbres fraichement plantés sur le chemin principal, toutes les pousses, O!

Il casse une branche de la taille d'un homme pleine de mangues vertes qui se balançaient ;

Il se l'entoure, l'homme sauvage, O ! le Papou, O !'homme-crocodile, O !

Il se glisse furtivement dans la forêt trainant avec nonchalance des branches bruissant et des mangues qui pendouillaient.

Le policier dit :

-J'ai un fils qui est un peu bizarre. Est-ce que je ne peux pas des fois l'amener ?

Mamadou prépare tout.

Le grand Jaraaf, le Sarakholé est prêt.

Le petit Jaraaf, le Bambara est prêt.

L'homme sauvage revient de la forêt.

Le grand jaraaf, le Sarakholé, enserre de ses bras ceux de l'homme sauvage, O ! et le pose par terre, O !O !

L'homme sauvage allongé proteste, avec une jouissance attendue.

Le petit Jaraaf, le Bambara, plie les jambes de l'homme sauvage et s'y assied, O !

Deux ampoules d'halopéridol dans le derrière, O !

Mamadou vient avec les seringues.

Deux ampoules de valium10 en injection intraveineuse dans le bras.

Une ampoule de largactil dans le derrière, O !

L'homme sauvage dormait déjà quand ils l'ont mis dans la voiture.

Tomboug.

35 ans.

De Ziguinchor.

Psychose dépressive. Soigné en ambulatoire depuis le 30 février 1974.

3 milligrammes d'halopéridol matin, midi, soir.

50 milligrammes de largactil matin et midi.

100 milligrammes de largactil le soir et 100 milligrammes de nozinan.

Il revient de lui-même le 17 septembre 1974.

Très perturbé.

Il revient le 30 juin.

Très perturbé.

Il dit qu'il veut se faire refaire les dents par le dentiste. Il aurait perdu des dents.

2 ampoules de valium en intraveineuse.

1 ampoule de largactil en injection intramusculaire.

1 ampoule d'halopéridol en injection intramusculaire.

1 ampoule de nozinan en injection intramusculaire.

Les trois dernières injections pendant trois jours.

Nette amélioration le 2 juillet.

Plus aucune tentative de fuite.

Il exige des comprimés.

50 milligrammes de largactil matin et midi.

100 milligrammes de largactil le soir et 50 milligrammes de nozinan.

Une nouvelle crise le 12 août 1975. Arrivé au village.

Des cris.

Il danse.

Débit de paroles.

Agressivité. La famille n'a plus acheté les médicaments.

Il agresse les gens dans la rue.

Il se prend pour le président de la République.

Tentatives de fuite.

On le laisse partir à la maison, à sa demande, puisque son fils est malade.

Revient le 8 septembre 1975 mais ne veut pas rester plus longtemps. Il dit qu'il doit cultiver ses champs de riz et ne peut pas abandonner son enfant.

Il doit être traité de manière ambulatoire.

La famille voulait le faire enfermer.

Il s'y est opposé.

Il dit qu'il prendrait ses médicaments à la maison.

Il s'est enfui le 19 septembre 1975.

-Pourquoi ne le reprenez-vous ?

Nous le prenons si la famille est prête à l'accompagner.

Golan remplit des noix d'acajou dans un bol en émail.

Il cherche de petites branches sèches, les brise des manguiers et les dispose pour faire du feu ;

Il vide les noix d'acajou.

Il sépare les branches.

Il remplit à nouveau les noix.

Il prépare un nouveau feu.

Il cherche de nouvelles petites branches.

Il arrache de nouvelles branches des manguiers.

Il pourrait commencer maintenant.

Il ne lui reste qu'à allumer le feu sous le bol en émail.

La mère arrive.

Elle le houspille.

Placer.

Casser.

Séparer.

Verser.

Placer. Séparer. Casser. Mettre en tas, placer.

Il s'enfuit.

Il revient.

Il cherche des branches mortes, les arrache des manguiers, les dispose pour faire du feu.

Il place à nouveau des noix d'acajou.

Je cherche des allumettes.

Je dois allumer le feu.

Je ne veux pas. Il s'enfuit.

Il revient.

Je dois allumer le feu.

Je ne veux pas.

Je lui passe les allumettes.

Il allume le feu.

Les noix d'acajou commencent à cuire.

La mère vient.

Ce n'est pas comme cela qu'il faut faire.

On ne procède pas du tout comme cela.

On doit le faire tout à fait autrement.

Golan renverse les noix d'acajou.

Il piétine le feu.

Il ramasse les noix d'acajou à moitié cuites.

Il dispose trois pierres ensemble.

Il éparpille la braise.

Il s'est brûlé.

Il se redresse, met sa main sous le menton, se lèche la main.

Comme sa mère a honte.

Il n'éprouve aucune honte ?

Ah ! S'il n'était pas là !

La mère en est toute malade.

Une jeune fille, une parente au chef, rassemble les noix, arrange le feu, se moque de l'idiot baveux.

La mère va chercher le fils avisé, le présente.

On en fera quelque chose.

Golan tape sur la jeune fille.

Ils devraient peut-être admirer Golan et ne pas l'interrompre.

Il peut peut- être faire mieux tout si on l'encourage.

La mère semble comprendre cela.

Elle envoie Golan chercher le pantalon pour son frère.

Golan ne veut pas.

Je vais avec lui.

Il accroche le pantalon sur l'arbre à côté de son frère.

Mais, tu ne peux pas faire cela.

Golan enfile le pantalon à son frère.

La mère montre qu'elle est contente d'avoir eu de la patience avec Golan.

Une barboteuse.

Des noix d'acajou.

Du feu.

Interview avec Amakoué M. R. Ahyi

Lomé, Togo, le 16 juillet 1978

Amakoué M.R. Ahyi est ethnobotaniste et pharmacologue.

Il a travaillé sur la "Flore de la Côte d'Ivoire" et il est à la tête de deux instituts au Togo, un institut agricole, D.A.R.P.P.D. et un institut des sciences nutritionnelles, CN / CMLA.

Ahyi est membre honoraire du groupe de travail ethnomédecine, Hambourg.

Hubert Fichte: Professeur Ahyi, ces dernières années, nous avons assisté à un retour aux pharmacopées traditionnelles en Afrique; presque en même moment, des travaux importants sont publiés en Europe, comme celui de Kerharo sur la pharmacopée sénégalaise.

Vous-même vous revenez du Rwanda, où est fondée une organisation étatique de guérisseurs à base de plantes.

Qu'en est-il de ces efforts au Togo?

M. Amakoué Ahyi: Depuis plusieurs années, le gouvernement togolais et l'Association de la Recherche Scientifique essayent pour faire sortir de l'ombre la médecine traditionnelle qui a longtemps été négligée et même méprisée, un médicament dont une grande partie de la population rurale fait encore toujours recours.

Nous avons,de la part de l'Association Togolaise de la Recherche, intensifié les recherches sur l'ethnobotanique et la pharmacopée traditionnelle.

Cette union est ouverte aux herboristes.

Le gouvernement soutient Togopharma et l'Office Togolais de la Pharmacie qui possèdent des laboratoires et qui effectuent des enquêtes auprès des guérisseurs à base d'herbes et auprès des malades qui ont été traités par ces herboristes.

Notre président est très conscient de ces choses et nous ne parlons pas d'authenticité pour rien.

Nous avons convoqué une conférence des herboristes.

Nous rendons visite aux guérisseurs dans leurs villages et essayons de gagner leur confiance parce qu'à l'époque coloniale ils ont été opprimés, punis et jetés en prison.

On leur reprochait d'empêcher les patients de se rendre à l'hôpital.

Les herboristes n'ont jamais empêché qui que ce soit de s'y rendre.

Nous constatons que 96% de la population rurale font confiance aux herboristes.

Nous sommes en contact avec l'Organisation Mondiale de la Santé et l'UNESCO etc.

L'Organisation mondiale de la santé a choisi en 1976 comme thème de sa quatrième session: La médecine traditionnelle et son importance pour le développement du Tiers-Monde.

Les résultats sont très encourageants.

Nous allons bientôt lancer de nouveaux produits pharmaceutiques à partir de formules à base de plantes hautement bactériostatiques et agressives.

Nous connaissons aujourd'hui les guérisseurs à base de plantes les plus importants du pays.

- Ces efforts ont-ils été déclenchés par l'idée de l'authenticité du président Eyadema ou existaient –ils déjà auparavant?

... Non, avant on parlait de la médecine traditionnelle comme quelque chose qui est interdit.

Le président connaît les malades qui, dans un village,ont d'abord recours au guérisseur et ensuiteà la médecine moderne.

-Le Togo a aujourd'hui une population d'environ 2,1 millions de personnes.

Combien d'herboristes avez-vous déjà recueilli dans votre association?

- Nous n'avons pas encore le nombre exact.

Nous connaissons seulement ceux qui ont osé sortir de l'ombre.

Nous avons enregistré 600 guérisseurs.

- Et combien estimez-vous le nombre total?

- Nous n'avons pas moins de 1500 à 1600 véritables guérisseurs au Togo.

Une telle estimation pose des problèmes très complexes. Chaque famille au Togo, chaque famille en Afrique connaît au moins une ou deux recettes pour soulager une personne malade ;c'est une connaissance qui se transmet de père en fils

Au fil des générations ces connaissances ont été accumulées par les guérisseurs. Il y a des guérisscurs, dont la réputation va bien au-delà de leur village, il y a d'autres qui sont fréquentés à travers tout le Togo et même le Ghana, le Bénin et le Nigeria.

- Et combien existe-t-il de faux guérisseurs?

Souvent voyants, charlatans et vrais herboristes et vrais prêtres d'une religion traditionnelle se chevauchent.

Les herboristes appellent souvent le voyant ou le prêtre de l'oracle pour connaitre la source spirituelle de la maladie.

Le patient sait que le mal dont il souffre peut résulter d'un dysfonctionnement de son organisme, mais il croit avant tout que la maladie est causée par des esprits maléfiques. Un ennemi lui a jeté un mauvais sort, ou qu'il a violé une interdiction ou la maladie vient de la colère des ancêtres - nous croyons que nous sommes en contact permanent avec les ancêtres; nous les considérons comme des médiateurs entre nous et Mawu qui représente la transcendance la plus intime.

L'herboriste qui n'est pas lui-même devin fait appel au voyant pour qu'il détermine la cause de la maladie avant tout traitement somatique. C'est une sorte de traitement psychosomatique.

Mais toute cette charlatanerie autour de la médecine n'est nullement typique à l'Afrique; nous le trouvons abondamment en Europe et dans les autres pays dits civilisés.

La proportion de mauvais guérisseurs est difficile à quantifier.

Notre recherche me permet de présumer que les deux tiers des guérisseurs sont bons.

C'est comme dans la médecine moderne et dans d'autres pays aussi.

- Y a-t-il une flore du Togo sous forme de livre?

-Non.

Nous concentrons tous nos efforts là-dessus, mais les ressources font défaut.

Ce serait bien si nous recevions de l'aide qui pourrait nous encourager.

Le Ghana a sa flore. La Côte-d'Ivoire a sa flore, j'y ai contribué même si les appellations africaines ont été notées dans les publications.

- Collectez-vous dans votre institut un herbier de la flore togolaise?

Où en êtes-vous avec ça?

- Nous n'avons même pas le centième des plantes togolaises dans l'herbier.

Nous devons nous dépêcher.

Au Togodes végétations entières sont en train de disparaître ou de changer. Par le fait des feux de brousse ou de nouvelles méthodes de culture.

La forêt vierge et la forêt vierge secondaire sont en train de disparaître.

- Quelles maladies au Togo sont efficacement combattues avec la médecine traditionnelle?

- Les pharmacopées traditionnelles nous encouragent ici. Je parle de pharmacopée parce que chaque tribu a la sienne.

Surtout en ce qui concerne l'hépatite, l'hépatite virale.

La stérilité féminine et masculine.

Les maladies gastro-intestinales.

Vous avez même parlé de la sinusite et celle chronique que nous traitons au Togo avec le même Occimum que vous connaissez.

Nous connaissons des familles qui soignent les fractures ouvertes.

Nous avons découvert que même des vaccinations empiriques sont effectuées.

-Comment?

- J'ai pu observer que le pus est pris de la variole et mélangé avec une poudre blanche. Les guérisseurs appliquaient cela dans de petites blessures.

Il y a d'autres vaccins - même un contre les sorciers maléfiques.

- Un vaccin psychique?

- Comme ils en existent dans les pays dits civilisés.

- Ce que vous racontez là sur les vaccins me rappelle une autre coutume: ton Dieu Zakpatä - le mot vient probablement d'un Sabata portugais que je ne connais pas et que je n'ai pas pu retrouver et qui désigne la variole. Les Portugais ont probablement introduit la variole en Afrique ... Zakpata, le dieu de la variole et de la lèpre, le vieux roi de la terre s'appelle chez les Yoruba Omolu, Babaluayé, Chapanna etc.

Les prêtres Omolus sont craints, ils sont considérés comme avides. Ilsont le droit de réquisitionner le cadavre, les vêtements et tous les biens de ceux qui souffrent de la variole.

Ils avaient l'habitude de brûler les cadavres et de répandre les cendres ou même de petits morceaux du cadavre dans le village la nuit. Cette habitude est communément associée à la cupidité des Prêtres Omos - ils voulaient seulement répandre la contagion pour engranger plus biens des morts.

Maintenant je ne crois pas que dans une société traditionnelle il puisse y avoir des prêtres qui provoquent régulièrement des épidémies de variole. Je crois au contraire que c'est une forme archaïque de vaccination.

- Je suis entièrement d'accord avec vous.

Dans toute la région, les prêtres d'Omolu, de Zakpata, sont très craints. A Abomey, la famille Mitjai est responsable du monastère des Omolus.

Mais si vous brûlez les malades atteints de la variole et leurs vêtements, vous détruisez aussi les germes.

Nous ne devons pas aussi oublier l'effet psychologique. Si vous distribuez les cendres, vous mettez un terme au mal. On ne disperse pas les cendres n'importe où, on les disperse dans les carrefours, sur les chemins qui mènent aux champs, là où pense que les mauvais esprits passent.

- Mais vous ne croyez pas qu'un effet somatique puisse être établi qui pourrait être comparé au processus après la vaccination?

- Le feu n'aura pas complètement détruit tous les germes. Il y aura une propagation de tous les germes affaiblis et donc une tendance à l'immunisation.

- Croyez-vous maintenant que vos recherches sur la phytothérapie apporteront de très grandes surprises?

- Ce que j'ai dans mes tiroirs, je le garde soigneusement pour le présenter dans un travail sophistiqué.

Je veux montrer ce qui constitue la spiritualité de la tradition africaine et qu'il existe une science traditionnelle de la médecine en Afrique.

Nous n'avons pas besoin en Afrique de soi-disant chercheurs qui sont impliqués à partir des ressources des pays industrialisés et qui veulent recueillir nos recherches en une semaine afin de les publier en extraits sous leur nom.

Je fais en sorte qu'on ne me frustre pas - parce que les grandes industries pharmaceutiques ont la capacité de nous nuire si montrons ouvertes à leurs agents.

On nous prend une recette et on agit en même temps sans la moindre Décence. Sans même mentionner notre nom dans la publication.

J'ai souvent été frustré de cette façon.

Des chercheurs africains comme moi, nous sommes aussi des êtres humains.

Il ne s'agit pas de mon nom - mais du nom de l'herboriste et du nom du pays où une telle recette a été produite.

Nous savons qu'il y a de grandes puissances qui ont un intérêt à ce que la science africaine ne soit pas connue dans le monde.

Il y a des intérêts financiers dans le jeu.

- En ce moment nous remarquons une résistance croissante des parasites du paludisme.

La médecine traditionnelle togolaise a-t-elle une solution?

- Résistance non seulement des parasites du paludisme, mais aussi des insectes, des mouches, des cafards, des rats.

Il existe de nouvelles générations de parasites et d'agents pathogènes qui sont devenus très résistants aux insecticides et aux antibiotiques.

Nos herboristes parviennent souvent à guérir toute la gamme des affections qui surviennent à la suite du paludisme, grâce à des traitements très différenciés et polyvalents.

Ce qui, pour autant que je sache, n'a jamais été jugé par la médecine officielle.

- Comment s'organise la vie spirituelle au Togo?

- Notre mysticisme africain, notre mysticisme togolais connaît des hommes qui ont acquis leurs connaissances à différents niveaux et dont la connaissance globale est assez grande pour qu'ils soient au sommet. Mais par quoi est représentée finalement la puissance d'un dieu, d'un trod ou d'un vaudou - sinon par des plantes magiques ou médicinales?!

Donc, les rois sont toujours des prêtres et des herboristes?

-Non.

Tout d'abord, nous n'avons pas de rois régnants.

Les rois étaient des chefs d'État, ils jouaient un rôle complexe, ils étaient les représentants du plus haut pouvoir spirituel, mais leur fonction était essentiellement administrative.

A leurs côtés se trouvaient les ministres du culte, les chefs religieux, Hounon, dont le pouvoir va de père en fils.

Les rois ont été intronisés par certaines familles, les Hounons, les guérisseurs, ont été intronisés par une autre catégorie de familles.

Tout cela est une chaîne, chaque spécialité représente un lien, les chefs des tribus, les rois étaient le crochet.

Lorsque nous parlons de médecine traditionnelle, il ne faut pas oublier qu'il y a aussi une religion traditionnelle au Togo, dont les chefs sont souvent psychothérapeutes.

Il y en a d'autres qui sont qualifiés dans les problèmes de foie, les mauvais esprits, le magnétisme, l'hypnose.

Le prêtre de la divinité utilise l'oracle pour découvrir exactement quelle est la cause du mal qui s'abat sur un individu, une famille, une tribu.

- Comme Tirésias dans la tragédie grecque.

Il y a donc une hiérarchie et une spécialisation dans le domaine spirituel.

-Oui

Une spécialisation qui part du corpus commun de connaissances générales, des recettes que chaque famille connaît.

Plus on atteint le degré supérieur de la hiérarchie, plus on reconnaît clairement les spécialisations.

Il est herboriste, il est guérisseur et prêtre, il est spécialiste des maladies mentales ou des crises cardiaques, des naissances difficiles, des fractures, des morsures de serpents.

Est-ce qu'il y a maintenant au Togo des phytothérapeutes –On les appellerait Docte Fe en Haïti qui est à bien des égards apparenté au Togo - qui n'ont aucune tâche religieuse, qui ne s'occupent de l'efficacité chimique des plantes médicinales?

-Oui, cette catégorie existe aussi, les herboristes.

Mais dans le milieu traditionnel, il est difficile de trouver un guérisseur qui ne va pas faire un minimum de cérémonies pour insuffler la confiance aux malades. Il doit traiter l'esprit du patient avant de s'occuper de la guérison du corps.

La soi-disant médecine moderne néglige un peu cela. On pense qu'il s'agit de traiter un corps mécanique.

Dans les hôpitaux modernes en Afrique, le cas d'un patient peut être aggravé par une mauvaise manière de s'adresser à lui.

La façon dont on répond à un patient peut déjà initier la guérison.

Le guérisseur traditionnel s'intéresse aux parents du patient.

- Vous ne vous disputez pas chez vous?

-Avez-vous fait cette année les sacrifices rituels pour les ancêtres?

-Avez-vous bien fait ces cérémonies?

-Rien ne manquait?

- N'avez-vous rien fait qui viole les tabous des ancêtres?

-Avez-vous voué suffisamment de respect aux Vodous, aux Tro??

-N'êtes- vous pas resté loin des cérémonies mortuaires organisés pour un parent?

- Vous étiez tout de même aux cérémonics d'un autre?

Et ainsi il dégage le terrain de la maladie dans l'esprit.

Même en cas d'urgence, le patient se demande quelles sont les causes spirituelles de son accident.

Mais il y a un autre aspect.

Le thérapeute togolais ne peut pas, quand et où que ce soit, déclencher ses capacités.

Il doit être dans un certain état de pureté.

Sans cela, les médicaments n'auraient aucun effet, même s'ils ont des propriétés pharmacodynamiques déterminées avec précision.

Vous avez parlé des ordres, des rangs des psychothérapeutes.

-Oui.

Mais ils échangent leurs recettes entre eux.

Ils s'entraident également dans les cas particulièrement graves.

Ils se connaissent tous.

Ils savent où se rassembler pour partager leurs expériences. Ils connaissent les différents cas de folie, très souvent, d'ailleurs.

Il arrive qu'un psychothérapeute dise:

Oui, je connais cette maladie, mais vous devez vous adresser à ce collègue-là qui en sait plus sur ce domaine.

-Quel est en tout le pourcentage des psychothérapeutes au niveau des guérisseurs d'herbe?

- Environ 15% sont capables de combattre les effets de la maladie mentale.

- Est-ce que cela arrive dans certains endroits prestigieux?

- Ces endroits renommés existent dans chaque Circonscription.

Nous avons 21 circonscriptions au Togo.

Chaque zone écologique a ses propres circonscriptions.

Les basares ont de célèbres psychothérapeutes, la région d'Atakpame, la région d'Anecho - chacune des 5 zones écologiques du Togo.

Dans la région côtière, on les appellera Anecho ou Tsevie, si on doit guérir un homme enragé, dans le nord, on les appellera Dapaong.

Je n'ai jamais vu les malades mentaux du Nord venir ici pour un traitement, mais les malades viennent du Sud pour un traitement dans le Nord.

Y a-t-il des hôpitaux dans ces centres psychiatriques comme ils en existent au Sénégal ou au Dahomey?

- Moins qu'au Bénin ou en Côte d'Ivoire.

Il y a des guérisseurs ici qui traitent beaucoup de patients mentaux à la fois. Mais on les avait effrayés, on les avait intimidés, et ils ne voulaient pas que beaucoup de malades séjournent chez eux. Ils préféraient traiter les malades individuellement à la maison. Cela a aussi ses avantages. Le cadre de la famille est préservé. Le guérisseur n'a guère de personnel pour s'occuper d'un fou en permanence.

Le milieu familial est une condition du succès de notre psychiatrie.

- Comment les psychothérapeutes traditionnels classent-ils les maladies mentales au Togo?

Le psychiatre togolais connaît des maladies basées sur une défaillance naturelle des fonctions corporelles en raison d'une révision ou en raison d'une utilisation excessive de l'intelligence - il y a des gens qui pensent plusieurs choses à la fois, mais ils veulent aussi exprimer plusieurs choses à la fois.

D'un autre côté, on croit que les mauvais esprits, les démons, peuvent entrer dans le corps, peut-être à travers un sort maléfique.

Les psychothérapeutes traditionnels au Togo connaissent le fou furieux, la folie de la mélancolie.

La démence survient à la suite du chômage et lorsque de nombreux parents meurent consécutivement et après la consommation de drogue.

Le diagnostic est effectué empiriquement. Le psychothérapeute parle au patient pour suivre son raisonnement, et parfois même il l'excite avec certaines expressions, certains gestes. Parfois, ils crachent même dans le visage du patient.

En tout cas, le psychiatre traditionnel connait les causes endogènes et exogènes de la maladie mentale.

- Observez-vous au Togo une aggravation des maladies mentales, de la schizophrénie, notamment par l'invasion de la société technologique?

-Les agressions d'une civilisation importée augmentent les formes de schizophrénie dans nos sociétés en voie de développement.

Tous les villageois qui quittent leur milieu traditionnel souffrent de troubles mentaux s'ils ne trouvent personne pour s'occuper d'eux dans ce milieu inconnu.

Le villageois grandissait de manière docile, il était respectueux, soumis à la gérontocratie de la population rurale - dans la ville, compte tenu du trafic, il développera une autre forme de schizophrénie différente de celle ancestrale, de la schizophrénie traditionnelle?

- Ces nouvelles formes de destruction de la personnalité échappent-elles au psychiatre traditionnel?

- Non, les parents viennent ramener la personne perturbée au village.

Seulement, si on ne veille pas après guérison à ce qu'il continue à travailler la terre et qu'il ne retourne pas en ville ...

Celui qui devient fou dans le village, qui n'a pas connu la ville avec sa clique, sa cohorte de circonstances aggravantes, peut plus facilement être guéri par un sorcier.

- Quelles plantes sont utilisées pour soigner les maladies mentales au Togo?

- Il y a tout un tas de plantes, par exemple la rauwolfia vomitoria, une plante médicinale dont les ingrédients actifs polyvalents sont analysés et qui contient de la réserpine et de la réserpinine, mais aussi d'autres alcaloïdes qui n'ontpas encore été testés. Nous avons le datura stramonium et quelques solanums, en particulier des apocynacées,des asclépiadacées, deseuphorbiacées, qui ont des propriétés apaisantes et qui permettent au guérisseur de calmer l'esprit du patient.

- La révolution chimique de la psychiatrie moderne à travers la réserpine a-t-elle eu lieu plus tôt au Togo qu'en Europe?

- Beaucoup plus tôt,

La méthode psychanalytique a également été développée plus tôt en Afrique qu'en Europe.

- Connait-on maintenant, outre ces tranquillisants, l'Analeptica, alors des plantes qui stimulent le Thymos, l'esprit?

-oui,

D'abord on calme le fou, on revient en arrière pour le reconstruire plus tard.

Ce n'est pas une solution de faire d'une personne excitée une personne stupide, comme c'est le cas dans de nombreux hôpitaux psychiatriques modernes en Europe et en Afrique,

- Le traitement choc est-il connu dans la psychiatrie traditionnelle togolaise?

-oui,

J'ai vu un psychiatre laisser un patient mental porter un fourneau à charbon de bois chaud sur sa tête.

-Au Togo?

- Dans le sud du Togo,

Certains psychiatres font même fouetter les malades.

- Pourquoi les patients mentaux sont-ils ligotés?

- Pour les maitriser. Nous n'avons pas de camisole de force ici et pas de camisole de force chimique.

- Quel est le nom de rauwolfia vomitoria en Ewé?

- Il y a beaucoup de noms dans les villages togolais. Le plus commun est Dodemagbooue.

Mais pas seulement le rauvolfia, aussi le datura est bien connu, on le trouve aux abords de chaque maison.

- Quel est le nom du datura stramonium en Ewé?

- Je ne le sais pas pour le moment.

- J'aurais aimé te poser des questions sur ton développement, mais peut-être que ce sera beaucoup trop?

- Non. Demandez tout ce que vous voulez!

- Vous avez étudié au Nigeria, je pense?

- Non, j'ai été envoyé au Nigeria pour des recherches. J'étais à Formose, en Inde, d'ailleurs aussi à Hambourg. Je connais les Etats-Unis et j'ai visité de nombreux pays africains et je ferai tout pour les connaître tous.

Je suis né au Dahomey. Mon père était un représentant d'une compagnie anglaise à Abomey. Il avait la nationalité allemande, mais il parlait anglais, français, allemand et un peu de portugais.

Le Togo a toujours employé des cadres, surtout dans le monde des affaires. Le Togo est un pays qui a été limité, mais il exporte des cadres pour le monde des affaires.

Les entreprises allemandes, les entreprises britanniques ont utilisé dans les premiers jours toujours des cadres togolais à Cotonou, à Lagos, au Cameroun, en Côte-d'Ivoire, à la Côte d'Or, au Sénégal et au Ghana.

- En dehors des langues du monde, quelles langues africaines parlez-vous?

- Je parle le Fon, je parle les différents types de Fon du Bénin. Je parle le Bariba du Bénin. Je parle le yoruba et le gege de Porto Novo.

Je parle aussi le Peda. Au Togo même, je parle le Guin, qu'on appelle à tort Minah. Je parle l'Ewé. Je parle l'Ife d' Atakpame.

- L'Ife d'Ana?

-Oui.

Je parle un peu l'Akposso. Je parle un petit le basar. Suffisamment le Kotokoli. Je parle un peu, sinon assez, le kabye. Je m'intéresse au Chokossi, parce que je l'ai rencontré sous le nom de Baoulé en Côte d'Ivoire. Je parle le Bambara du Mali, qui est le Djala en Côte d'Ivoire. Je parle le Thoma et le Guerse, un peu le Wolof et le Sérère des Sénégalais.

- Laquelle considéreriez-vous comme votre propre langue?

- L'Ewe. Qui est notre langue nationale, avec le Kabye, parce que nous avons décidé d'avoir deux langues nationales, l'une au nord et l'autre au sud, en dehors du français qui est la langue officielle, sans compter l'anglais et l'allemand, toutes deux langues enseignées dans nos écoles et le russe.

DIEU EST UN MATHÉMATICIEN

APPROCHES DE LA PSYCHIATRIE TRADITIONNELLE AU TOGO

Il y a une psychiatrie africaine - comme il en existe une botanique traditionnelle, des soins traditionnels pour les bébés, une science des tissus, des troubadours.

Si on veut exagérer un peu, on peut même dire:

Il y a une psychanalyse traditionnelle africaine; une chimiothérapie africaine des maladies mentales;

Des Thérapies de groupe africaines, des cris primaux, l'ergothérapie.

Mais ces systèmes ne sont pas basés sur notre vision du monde scientifique - mais sur un monde magique qui fonctionne tout aussi implacablement.

L'étude de la psychiatrie africaine est difficile.

Si l'on a vaincu la vanité et les bourrades du néo-impérialisme euro centrique, on se heurte aux nombreuses institutions dans lesquelles la psychiatrie africaine se diversifie.

Bien que les concepts «maladie mentale» et «psychiatre» existent en Afrique, il est toujours important de connaître le contexte religieux et social de la personne concernée afin de comprendre les antécédents médicaux et les procédures médicales.

C'est une tautologie.

Une tautologie, cependant, qui, nous le verrons, n'est pas reconnue comme telle.

Les rites secrets et les écoles de brousse devraient être explorés, les pratiques des prêtres de l'oracle aussi bien que celles des chercheurs de plantes.

En général, l'empirisme n'est pas loin.

Y a-t-il seulement des herbiers occidentaux, des flores dans les anciennes colonies?

Est-il seulement possible de déterminer de manière fiable les recettes de plantes, qui sont peut-être expérimentées avec beaucoup de difficulté?

Qu'en est-il de la recherche des rites de guérison?

Au Togo, par exemple, des recherches sérieuses ont été menées il y a 100 ans.

D'autres pays sont en vogue - le Nigeria, par exemple.

Mais connait- on exactement la géomancie nigériane, l'oracle d'Ife, son impact sur la vie quotidienne, son influence sur les troubles nerveux et mentaux?

Les rituels de vaccination des prêtres du dieu Omolus, sont- ils aussi seulement exactement décrits?

La revue méritoire PSYCHOPATHOLOGIE AFRICAINE est publiée à Dakar.

Pouvait-elle empêcher que dans le département psychiatrique de l'hôpital Fann où ce magazine était élaboré que des milliers de chocs électriques soit brutalement administrés - par des psychiatres et des psychologues européens?

Un tel magazine peut-il empêcher que des milliers d'Africains soient maltraités quotidiennement comme des cobayes par les principales usines pharmaceutiques ?

Maurice Dorès, qui a travaillé pendant des années à Fann comme médecin, y a résumé ses expériences:

- Ce n'est pas une nouvelle psychiatrie qui essaie de comprendre les expressions des malades. Comment veut-on comprendre les expressions si on n'écoute pas les gens?! Si on veut écouter les gens, on doit comprendre leur langue. Au lieu de cela, il utilise des projections européennes ininterrompues. Les psychiatres délirent. Le problème de Fann, c'est posséder et exproprier. Les gens viennent en Afrique pour s'approprier quelque chose: les terres, l'argent, les psychismes, les corps.

- En ce qui concerne Collomb, je pense qu'il a dépassé les problèmes. Il sera sûrement intéressant de lire plus tard que cet homme a pensé ces choses à cette époque pour réaliser qu'on peut se tromper de cette manière.

- Fann est un hôpital psychiatrique comme tous les autres, correct, banal. On y donne beaucoup de pilules neuroleptiques, on y administre beaucoup de chocs électriques.

-En 15 ans aucun psychiatre sénégalais n'a été formé à Fann.

- 15 chocs électriques au total tous les jours, ce n'est pas pour moi un énorme chiffre. Des chocs extrêmement longs sont administrés. Quand je suis arrivé il y a six ans, chaque fois qu'un patient était un peu agité, on traînait chaque fois son matelas dans le couloir et on lui administrait des chocs aux vues de tous sans hésiter.

- Il est évident que l'industrie a intérêt à ce que des médicaments soient prescrits. Je crois que si on décidait brusquement de traiter les patients uniquement avec du Valium et en lieu et place, d'avoir recours à une thérapie plus profonde et humaine, ce serait tout à fait possible. À ce moment, cependant, l'industrie renoncerait à Fann et il y aurait des problèmes économiques cruciaux. Plus on est prêt à s'impliquer, moins on a besoin de neuroleptiques.

- Je ne participe pas à ces expériences. Des antipsychotiques et antidépresseurs sont testés.

Le psychisme et la psychiatrie des Africains sont inconnus.

Il est étonnant que des ethnologues du Togo en transit affirment par exemple qu'il n'y a rien d'intéressant à apporter ici.

Il nous faudra beaucoup de temps pour apprendre quelque chose de spécifique.

Il nous faudra vérifier notre approche.

1.

"Die letzten Afrikaner", "Vanishing Africa", sont des titres de publications parfois ridicules, parfois imposantes, qui - probablement à partir du "double langage" Addio "- expriment l'humeur de toute une classe d'intellectuels, de mercenaires et de marchands d'art.

Qu'est-ce que cela signifie?

La vraie, l'Afrique originale touche à sa fin.

Bien que terriblement primitive - mais elle l'était du moins autrefois - aujourd'hui si impuissante - trop tôt précipitée dans l'indépendance - qu'elle trahit même cette originalité effrayante.

Et que signifient en réalité ces Titres?

Que certaines mentalités coloniales s'énervent de perdre leurs privilèges, que les marchands d'art voient leurs marges de gain diminuer à mesure que leur réservoir commercial s'épuisent.

Ce qui se cache derrière la pitié pour les bons sauvages, n'est en réalité rien d'autre que la tristesse suite à la baisse des taux de profit.

Le dernier Africain est découvert, justement à un moment où le monde occidental est obligé de desserrer l'accès à l'Afrique, tout comme la Corée, la Chine, l'Union soviétique, Cuba ont tenté- en vain -un nouvel accès.

Le dernier Africain? Vanishing Afrique?

Soit au 15ème siècle.

Lorsque chaque nation européenne a commencé à détruire la culture africaine et à exterminer ou déporter les peuples africains.

Ou - le dernier Africain jamais - aussi longtemps qu'un homme de peau noire vit en Afrique.

Avec les enlèvements, les génocides, la colonisation, le tourisme, le néo-colonialisme, une nouvelle culture africaine en Afrique s'est développée, à côté de celle dans laquelle les traditions africaines persistent inévitablement.

Les sociétés magiques d'Afrique sont si fortes que dans l'un des pays les plus éduqués, le Togo, 70% de la population croit encore à l'animisme pur, comme on l'appelle si facilement, et ceci, malgré les efforts intenses de toutes les missions chrétiennes.

Quels agents de relations publiques déterminent ce qui est africain et ce qui disparaît.

Le dernier Africain - Balivernes!

2.

Le Togo est un bon exemple de paternalisme et de cupidité de la part des nations industrialisées de l'ouest et maintenant l'est.

Je suis un garçon du Togo* Et j'aime ma patrie

*Une fille, éventuellement.

C’est ce que mettaient les colons allemands dans la bouche des Africains, et même aujourd'hui nous gardons les pages, quand nous les voyons photographiés en shortskin et Sepplhut dans les illustrations comme s'il n'y avait pas aussi des photos compromettantes de Heidegger.

Peut-être que les Togolais sont trop polis et trop nonchalants pour refuser les cadeaux des agents de passage.

La nation togolaise a réussi à devenir le pays le plus alphabétisé d'Afrique grâce à l'aide de toutes les missions.

Des structures agricoles solides et une industrialisation bienveillante consolident le budget.

Le mode de vie moderne n'a pas encore conduit - comme au Sénégal, au Kenya, au Nigeria, etc. - à la désintégration de la famille élargie dans les centres urbains. Les familles, à quelques exceptions près, ne jettent pas les fous dans la rue ou dans la brousse, comme à Dakar par exemple.

3.

Le système religieux des Togolais est resté intact.

Presque à chaque intersection, à chaque gorgée de bière, les dieux païens sont présents.

Il est vrai que de nombreux togolais, pour des avantages pécuniaires et intellectuels se sont convertis au catholicisme et au protestantisme - je ne connais personne qui ait abandonné toutes ses pratiques païennes.

Mais cet «animisme» exprime aussi le concept de Dieu si hautement estimé par Thomas Mann dans Mawu, le Créateur, qui est au-dessus de tout.

Le missionnaire de Brême, Jakob Spieth, a fait des recherches sur ce sujet il y a une centaine d'années et depuis lors, pratiquement rien de nouveau n'a été publié:

Parmi les grands dieux des cieux que les Ewés semblent avoir acquis à l'image du ciel, le grand dieu se trouve au sommet. Tandis que certains se tournent vers Dieu dans le ciel visible, pour les plus faibles d'esprit, les nuages, la lumière et le bleu du ciel semblent n'être rien de plus que le voile et le vêtement de Dieu, derrière lesquels il vit invisiblement. Dieu est donc pour eux un Dieu de loin et un Dieu caché dont nous savons que jadis il a laissé sans entrave les gens entretenir des relations avec lui, mais se retira, par la faute de l'Homme, dans un lointain sans fin, et là, selon certains, dans une pièce entourée de feu, selon d'autres vit dans une maison qui se trouve dans un grand jardin planté de bananes.

Cela confirme l'idée que Dieu est séparé du ciel et conçu personnellement.

Entre Mawu et les Hommes, les petits dieux, saints, anges gardiens, héros, ancêtres - Tro ou Vaudou servent d’intermédiaires, comparés, par exemple, aux saints de l'état de Bavière qui sont également associés à toutes sortes de mœurs drôles.

Lomé n'est pas plus animiste que Schrobenhausen.

Mais de Vanishing, pas le haricot.

4.

- Dieu est un mathématicien, dit Messanvi Sessou et:

- Si vous connaissiez le royaume des plantes, vous auriez peur.

Messanvi Sessou était né en 1924 comme troisième fils, comme son prénom l’indique.

La famille vient d'Agomé Glozou, sur le fleuve Mono, qui constitue la frontière entre le Togo et le Bénin.

Messanvi raconte qu’il est originaire de la grande migration des peuples venus d'Egypte aux temps primitifs, puis d'Oya au Nigeria, en passant par Ketouvers le Bénin à Allada, d'Allada à Tado au vieux sanctuaire du roi de la terre.

Là-bas la famille du père s’est séparée et a descendu le fleuve Mono vers Agomé.

Messanvi Sessou a fréquenté le lycée d’Anecho comme pensionnaire d’internat.

Il parcourait une fois par semaine aller-retour 90 kilomètres d'Anecho à Agomé.

Il devint protestant.

Le père l'a consacré à l'âge de 18 ans au dieu de l'oracle, Afa, Fa, l'Ifa des Yoruba.

Une formation supplémentaire de prêtre de l'oracle, Messanvi ne l'a pas suivie.

Mais il adore le Tro et le Vondon.

Il se sent associé à Edan, Dan, le dieu serpent.

Des statues dans sa maison de Lomé, il n'y en a qu'une - celle des ancêtres chercheurs de plantes.

Sessou est Rose-Croix.

Dans sa salle de consultation il y a des symboles maçonniques sur le mur.

La famille paternelle a toujours été herboriste, Thérapeute.

Le père était capable de lancer la chaîne d'oracles Kpele, il était Bokonor, prêtre du dieu Afa.

Prêtre carrément, Hounon, qui effectuait également des cérémonies de guérison.

Et herboriste, Egbeoto.

On venait de partout le voir. On l'appelait de partout.

Il est allé à Lagos et jusqu'à Accra.

Il a rapporté de ses voyages de nouvelles recettes de guérison qu'il a obtenues en échange.

Les deux frères aînés de Messanvi Sessou sont décédés.

Ainsi, le père a pris le troisième-né pour recueillir des herbes.

Le père initia, comme le dit Messanvi, le fils.

Messanvi travaille depuis l’âge de 20 ans comme employé de banque.

Il entre à la BIAO à l'âge de 24 ans et travaille pour cette banque pendant des années à Abidjan.

En 1979, il prend sa retraite à l'âge de 55 ans après trente années d'activité.

5.

Messanvi Sessou commence dans le mono avec des variétés nationales de culture du riz chinois, des variétés républicaines populaires, coréennes. Il est aujourd'hui le plus grand producteur de riz du mono inférieur.

Il a acheté au Japon plusieurs petites décortiqueuses et des polisseuses et aussi une grande.

Il avait voulu en acheter quatre.

Le gouvernement ne lui a permis d'en importer qu'une seule. Après sa retraite, Messanvi Sessou veut ouvrir une petite industrie au Mono. Il veut fabriquer lui-même ses propres sacs de voyage et conserver des fruits.

Messanvi Sessou a quatre femmes et 18 enfants.

Dont sept de la première femme.

Comme il était le seul fils vivant de son père nommé Sessou, il craignait que le nom ne disparaisse.

Son fils aîné s'appelle Foli.

Messanvi Sessou lui transmet ses connaissances. Cependant, Foli est encore loin de connaître tous les remèdes à base de plantes médicinales.

6.

Foli Woatonégnon Sessou naquit le 8 avril 1946, comme le premier fils de son père Messanvi, comme son prénom l'indique. A quatre ans, la famille l'amena à Abidjan, où ils ont vécu jusqu'en 1958. Tant qu'il pouvait marcher, il accompagnait son père lors de la cueillette d'herbes.

Foli était maladif, c'est pourquoi il n'a été initié qu'à l'âge de sept ans, d'autres enfants connaissent des remèdes de guérison déjà à l'âge de quatre ans.

Messanvi est un chasseur féroce.

Il transmet aussi lors de la chasse à son fils ses connaissances.

7.

Foli apprend de son père, comme ce dernier du sien, quelles plantes le protègent, quelles sont les plantes médicinales et comment il doit s'approcher d'elles, comment il pèle leurs écorces, comment il cueille leurs feuilles.

De certaines, il n'est autorisé à s'y s'approcher à certains moments de la journée.

D'autres, seulement de manière lucide.

D'autres, sans s'être lavé, sans avoir touché l'eau.

D'autres, seulement sans avoir mangé du sel.

Sur certaines, il ne doit jamais pisser.

Certaines feuilles n'ont d'efficacité que lorsqu'elles sont cueillies au clair de lune.

D'autres à l'ombre de la lune ...

Au soleil.

À l'ombre.

Certaines, le soir.

D'autres, le matin.

Chez certaines on doit être silencieux.

Chez autres, on doit déposer une pièce de monnaie.

On doit aborder certaines plantes.

S'excuser auprès d'autres si on les blesse.

Chez certaines, on doit prier aussi longtemps qu'on les épluche.

Chez certains, siffler tant qu'on pèle leurs écorces.

D'une plante, on ne peut utiliser que les morceaux d'écorce qui reposent avec la blessure vers le haut.

8.

A l'âge de sept ans, le père amène son fils pour une semaine au village et lui transmets des connaissances sur quelques plantes.

Il doit être capable de les reconnaître par l'odeur, l'apparence et par le toucher.

Son père vient avec du jus vert sur la main et Foli doit lui donner par la suite le nom de la plante.

Foli apprend des recettes à base de plantes pour :

Les maux de tête,

les douleurs abdominales,

la fièvre.

En une semaine, environ 10 plantes.

Désormais, il assiste son père lors des visites chez les malades. Messanvi Sessou l'envoie dans la brousse pour ramasser des plantes et préparer des médicaments. Il maitrise l'avortement qui est effectué jusqu'au cinquième mois,le traitement des fous,la guérison de la lèpre n'est pas enseignée aux enfants.

La deuxième initiation a lieu à l'âge de 15 ans.

Foli apprend à enlever les taches de la lèpre,

à guérir les crampes menstruelles et la syphilis,

à faire des avortements.

- À l'âge de 21 ans, j'ai appris à guérir un enfant qui, à l'âge de trois ans, ne pouvait toujours pas marcher.

Il apprend à guérir le diabète, l'asthme et la sinusite.

Il apprend à calmer les fous.

À l'âge de 29 ans, il a appris à guérir complètement un fou.

A trente ans, il a eu sa première expérience avec un fou.

Son père n'était pas présent.

On a amené à Foli un cas chronique d'Adawa (Adaua) qui s'approchait déjà de Soukouno (Sukuno).

(Quittant vers Soukouno).

Après trois semaines, Foli a réussi à le guérir.

Le deuxième cas de Foli était un Tagbogbegble, qu'il a guéri en deux semaines.

Il a soigné trois fous jusqu'à présent.

Un enseignant - tagogbegble.

Un professeur - adawa.

Un forgeron - adawa.

Foli connait maintenant, comme homme marié, âgé de trente ans, environ 100 plantes médicinales.

Le père a encore des secrets.

Un jour, il gisait à mort. Il fit venir son fils Foli pour tout lui transmettre.

Puis Messanvi Sessou décida:

- Je ne dis encore rien.

- Je ne meurs pas encore.

L'examen de Folis, âgé de 29 ans, était un diabétique, un homme influent qu'il a guéri en six semaines. Foli n'a jamais échoué lors d'un traitement.

Il a beaucoup appris de vieux naturopathes centenaires.

Mais pour voir accès aux secrets, on doit faire de grands cadeaux, et il n'a pas beaucoup d'argent.

9.

Les anciens herboristes n'ont souvent pas de fils intéressés par les phytothérapies. Les vieux ne veulent pas révéler leurs secrets aux étrangers. Leurs amis n'ont souvent pas assez d'argent pour leur donner assez de cadeaux et recueillir ainsi leurs recettes avant leur mort.

Un psychothérapeute pouvait guérir la folie chronique avec des plantes dans un seau d'eau froide dans lequel le patient devait plonger sa tête.

Il est mort en emportant sa recette.

10.

La famille Sessou est dédiée au dieu Edan, Dan, un dieu serpent sacré pour qui les arbres de Loko sur les termitières sont sacrés.

Mais les Sousos n'organisent pas une grande fête annuelle pour ce dieu, seulement de petits sacrifices et des prières pour Edan, s'ils doivent réussir quelque chose de difficile.

À 17 ans, Foli fut consacré pendant trois semaines dans un couvent au dieu de l'oracle, Afa.

Il ne s'est pas exposé aux autres initiations pour la lecture de l'Oracle.

Son grand-père qui était prêtre Afa lisait lui-même l'avenir et les causes de la maladie à partir de la chaîne voyance Kpele et des 16 graines de palmes.

Messanvi Sessou est également dédié à Afa, tout comme toute sa famille, mais il n'effectue pas de cérémonies divinatoires ou de cérémonies de guérison.

Il guérit uniquement sur la base de la nature chimique des plantes.

Foli a été vacciné contre le sort maléfique.

Une école de brousse, une période d'initiation avec des répétitions, des coupes rituelles, etc., il n'est pas passé par là.

11.

Messanvi Sessou gagne son argent comme employé de banque et riziculteur.

Foli Sessou est chef comptable.

Les deux ne réclament pas d'honoraires pour leurs guérisons.

Messavi n'interroge pas l'oracle et ne demande pas parfois un poulet et une autre fois une chèvre pour les sacrifices.

C'est peut-être pourquoi les malades ont une confiance particulière en lui.

Sessou dit s'il peut aider quelqu'un et quand il ne le peut pas.

Pour les malades mentaux, il pose toujours des questions sur la durée de la maladie.

Il dit avant:

-Celui-là, je peux encore le guérir.

- Lui, je ne peux que le calmer.

Pour guérir un enragé, Adawa, il réclame 25 000 francs CFA - environ 250 marks.

Pour calmer un fou, il réclame 10 000 francs CFA.

Alors, oui!

12.

Compte tenu de la résistance mondiale du paludisme, les phytothérapies traditionnelles du Tiers-Monde sont de nouveau attrayantes y compris dans les pays industriels. L'Organisation Mondiale de la Santé a tenu sa quatrième session en 1976 sur le thème: « La médecine traditionnelle et son influence sur le développement des pays du Tiers-Monde » et publié dans ses bulletins d'informations qu'au Ghana, les ceintures jugées incurables sont guéris par des prêtres magiciens au moyen de Hoslundia opposita en quelques jours; Dra conculosis, une verminose néfaste, est traitée au Ghana avec des plantes médicinales, telles que Sombretum mucronatum.

Certains États africains - et d'orientations idéologiques différentes - ont officiellement réuni ces dernières années des guérisseurs à base de plantes, des prêtres guérisseurs, etc. dans des organisations. Le petit Rwanda semble en avoir profité, mais nous avons aussi entendu parler de telles organisations de la Tanzanie, du Bénin et du Togo.

13.

I l y a des guérisseurs à base de plantes dans tout le Togo.

Chacune de la quarantaine de tribus a ses propres guérisseurs. Il y a des guérisseurs ambulants qui se rendent au Ghana, au Bénin et au Nigeria - il y a des sédentaires chez qui les patients venant de tout le pays se rendent.

Les maladies mentales sont traitées et guéries de manière traditionnelle dans tout le Togo, en ambulatoire, à la maison, dans des établissements considérés comme des hôpitaux et dans les monastères.

Il y a des centres psychiatriques bien connus - au nord, Dapaong, Bazar, Atakpame, au sud, Anecho, Tsevie, Togoville Amenyran, Afanyan, Lebe, Gbodjome et autres.

Sur les quelque 1 500 herboristes de renom au Togo, environ 15% sont spécialisés dans les maladies mentales. Il semble que les psychothérapeutes du nord soient particulièrement appréciés, car, selon Raymond Ahyi, on trouve des habitants du littoral qui se rendent au nord pour se faire soigner, mais rarement ceux du nord qui viennent se faire soigner sur la côte.

Pour la psychothérapie, il y a trois cas:

Le prêtre, Bounon, qui guérit les maladies mentales à l'aide de cérémonies, de consultations des dieux, de plantes, souvent seulement de plantes culturelles.

Le prêtre de l'oracle, Bokonor, qui interroge l'oracle Afa avec l'aide de la chaîne de divination Kpele et des 16 graines palmistes et effectue des guérisons à travers ces interviews. Enfin, le phytothérapeute, Egbeoto, qui dans un cas strict, comme celui de Messanvi et Foli Sessou, utilise uniquement des herbes pour traiter les maladies mentales.

Et des formes mixtes de ces trois instances.

En outre, la secte Aladoura, un syncrétisme de croyances protestantes et africaines, exilé au Ghana dans le cadre de l'authenticité, aurait pratiqué des guérisons extatiques de maladies mentales.

14.

Les habitants de la côte togolaise connaissent les appellations suivantes pour les différentes maladies mentales:

Adawa, adawato pour le fou furieux.

Toukounoto pour le malade ricaneur.

Amenuo pour l'effronté sans retenue.

Yeyinon pour l'attristé.

Soukounoto pour la folie incurable.

Adjata pour un fou de naissance.

Adigboadawato pour la folie après de longues, graves crises d'épilepsie.

Tagbogbegble pour l'agitation.

Sousousito pour le surmenage mental.

Egbessa pour la folie pubertaire chez les filles provoquée par un esprit maléfice.

Fumedo pour la folie pubertaire héréditaire chez les filles.

Nyanyasale pour surmenage intellectuel.

Adawa chronique pour la frénésie chronique.

Adawagnanounhani pour une maladie mentale incurable causée par la magie maléfique.

Gnanunhani pour le plus grave, dernier stade des malades mentaux.

15.

Les raisons de la maladie mentale sont énumérées:

Défauts congénitaux.

Surmenage des étudiants, des enseignants, des fondés de pouvoir, des travailleurs et des étudiants à l'étranger.

Maladie mentale à la suite d'autres maladies:

De l'épilepsie, qui n'est pas considérée comme une maladie mentale en soi.

De la fièvre jaune.

De l'infestation de ver.

De l'asthme.

À la suite de blessures à la tête.

Et après usage de diverses drogues typiques du Togo.

Certains prêtres mettent les novices dans un état qui ressemble à celui de la maladie mentale.

Pierre Verger nous a rapporté du Dahomey et du Nigeria de recettes de plantes qui rendaient fous.

Les maladies mentales à la suite de la violation de tabous, en particulier de tabous alimentaires.

Comme une punition des dieux.

Comme punition des ancêtres.

À la suite d'un mauvais sort. Lorsque le sorcier comprend son art, il utilise des pratiques magiques pour placer sa victime dans une folie incurable.

16.

Pour le diagnostic, le psychothérapeute interroge le patient et ses accompagnants.

S'il s'agit d'une maladie surnaturelle, on consulte l'oracle Afa ou on envoie le patient chez un prêtre Afa.

Parfois, le psychothérapeute excite le patient avec des insultes ou des crachats pour diagnostiquer.

Après une tentative de guérison, on semble également donner au Togo une plante-test qui calme le patient s'il est vraiment guéri, mais qui l'excite de nouveau si le traitement était superficiel.

(Une telle herbe, appelée Doni, les toucouleur sur le fleuve Sénégal l'utilisent).

17

La thérapie des prêtres, Hounon, dans les hôpitaux monastiques commence par l'apaisement du fou.

Presque toujours Rauwolfia vomitoria, la sœur du rauvolfia serpentinasi dans la chimiothérapie moderne des maladies mentales, une partie de la recette apaisante, d'où Deniker et Delay ont synthétisé la réserpine et ses dérivés.

Après l'apaisement, on demande à l'oracle où la première cérémonie doit avoir lieu, dans le cimetière, dans la forêt ou dans la chambre d'un saint -il s'agit avant tout de la chambre du dieu appelé Sakpatä, de l'ancien roi de la terre.

Il ne semble pas y avoir de Dieu spécial auquel les thérapeutes sacerdotaux appartiennent seuls.

J'ai rencontré des psychothérapeutes qui vénèrent le dieu Dan ou Hevioso ou Sakpatä.

A un certain endroit, le fou est rasé, et au-dessus de son crâne chauve sont abattus les animaux sacrificiels annoncés.

Le prêtre Kpako lutte avec ses patients et vainc les mauvais esprits.

Ensuite, d'autres plantes sont utilisées pour reconstruire le patient après une cure de sommeil de plusieurs jours.

Un dernier bain à base de plantes avec une seule plante met fin au Traitement

18.

Il y a d'autres thérapies:

Des Coups,

des bondages avec des chaînes et sur des troncs.

Des chocs de chaleur: Un poêle à charbon de bois est posé sur la tête du malade.

Des chocs de dégout:

Le patient doit vider une calebasse de lait au fond de laquelle se trouve un reptile noir.

19.

Certains prêtres d'oracle guérissent aussi avec des herbes. Mais leur approche d'Afa est plutôt analytique.

Le système rigide de géomancie, difficile, imprécis pour les non-initiés, avec ses figures, associations, histoires, symboles, suce comme une sangsue le patient et lui retire les secrets pathogènes.

Et ces secrets expliquent au prêtre de l'oracle quelle instance du surmoi, des dieux, des ancêtres, de la famille, de l'état a été violé, quelles forces inconscientes ont précipité l'individu dans la maladie mentale.

C'est là que la thérapie magique commence, ainsi que la psychanalyse.

20.

Pour Messanvi Sessou, la première étape de la maladie mentale s'appelle: Tagbogbegble-

De Ta, la tête.

Mais Ta veut dire beaucoup plus, et c'est instructif pour les structures intellectuelles des Togolais de suggérer de nombreuses significations de ce mot:

Ta:

1) Tête, chef.

2) Crâne.

3) Tête, en tant que siège de la capacité mentale.

4) Toit.

5) Sommet, cime.

6) Marge.

7) La source, la source d'une rivière.

8) Classification, partie, chapitre.

9) Espèce, sous-espèce.

10) Point d'attaque d'une chose d'où on peut obtenir la chose.

11) La chose principale, le contenu principal.

12) Le chef, le dirigeant, la personne la plus importante.

13) Partie.

14) Paquets, fédération, une charge.

15) Un raisin, une grappe de raisin, une grappe de fruits, un gros fruit.

16) Nombre, quantité.

17) Au-dessus de, sur, dans.

18) A cause de, parce que, pour, par conséquent, à cause de, pour, but.

19) ta, en tant qu'objet grammatical.

Je cite le dictionnaire de la langue Ewe de Diedrich Westermann de 1905 - il ne semble pas y en avoir de plus récent, car il y a trois ans, il était encore disponible dans une librairie spécialisée:

gbegble par gble:

1) Gâter

2) Mettre en péril.

3) Quitter

4) Jouer, raconter à quelqu'un.

5) Etre débordé.

Tagbogbegble. Tous les autres psychothérapeutes traditionnels de la côte connaissent ce terme, le stade de la maladie et le décrivent de la même manière.

Tagbogbegble est la maladie la plus fréquente.

Il est basé sur le surmenage.

Les étudiants qui lisent trop sont affectés. Fondés de pouvoir, enseignants, étudiants et travailleurs à l'étranger.

Le Tagbogbegble se lève, parle beaucoup, ramasse des choses de la rue, ne se lave pas, se déshabille, circulent dans les marchés, ne dort pas bien, parle en dormant, crie "Non!" dans son sommeil, fait des cauchemars.

Il dit qu'il est riche.

Il dit qu'il est le roi de l'Europe.

Si la maladie a des causes naturelles, le tagbogbegble n’est pas très excité.

Il peut encore parler raisonnablement.

Il va s'expliquer: Je me suis surmené. Et ses parents le confirmeront.

Si un malade est un Tagbogbegble, parce qu'un Tro, un Voudou un Dieu a été insulté, le malade est plus agité.

Surtout les dieux et les ancêtres envoient immédiatement la maladie Adawa.

Le patient voit le dieu devant lui, également un serpent.

Si un sorcier maléfique incompétent essaye de rendre une personne folle et ne parvient qu'à lui transmettre un Tagbogbegble, le patient se déshabille complètement.

En cas de violation des interdictions alimentaires - aduko - un coup de peau qui peut être guéri par l'herbe Patima se produit.

Si le patient insiste sur ses habitudes alimentaires, les dieux lui font Tagbogbegble.

S'il continue à manger ce qui est interdit, il devient incurablement fou.

La phase de maladie mentale appelée Tagbogbegble dure toujours sept jours.

21.

Guérir Tagbogbegble naturel n'est pas un problème pour Messanvi Sessou.

S'il s'avère que les dieux vexés sont la cause de cette maladie ou des ancêtres offensés, un prêtre est chargé de certaines cérémonies, Messanvi effectue en même temps une cure avec des plantes comme s'il s'agissait d'un malade mental ordinaire.

Si une personne est atteint de Tagbogbegble parce qu'il a violé à plusieurs reprises des interdictions de manger, un prêtre lui interdit de continuer à manger ce qui est interdit et effectue une cérémonie.

Généralement la cure à base de plantes est divisée en trois phases:

Apaisement, sommeil, relaxation.

Un deuxième médicament, comme fortifiant, donc plutôt analeptique, est administré.

Enfin, une seule plante avec laquelle on lave la tête du convalescent est moulue dans l'eau.

- On le sort de l'obscurité.

- On lui rend la raison.

En cas de Tagbogbegble en raison d'une mauvaise alimentation, le prêtre n'utilise que cette dernière herbe pour ablution.

Dans le cas de Tagbogbegble en raison de maléfices inadéquats, le prêtre, après avoir interrogé l'oracle Afa, organise une cérémonie et le phytothérapeute utilise les trois phases de la guérison à base de plantes

Selon le cas, les recettes de base peuvent être diversifiées.

22.

Adawa, furieux,

Adawato, l'homme enragé, sont les principaux noms du fou.

Adawa est également utilisé pour l'irascibilité et la rage; on parle d'Avun adawato, un chien enragé adulte.

Pour Messanvi Sessou, Adawa représente la deuxième phase de la maladie mentale après Tagbogbegble.

Le patient est agité.

Il voit double.

Il a les yeux rouges.

Ses muscles se raidissent.

Il essaie de barrer le chemin aux gens. Il essaie de faire le mal.

S'il a un couteau à coté, il tue quelqu'un. Il prétend que les autres voulaient le tuer.

Si on lui donne un médicament, il prétend qu'on veut l'empoisonner.

23.

Les options de guérison de Messanvi Sessous de l'Adawa dépendent de la durée de la maladie.

Le stade curable et agité dure de 14 à 21 jours.

Chez les enfants, la guérison est facile.

Sessou demande d'abord combien de temps la maladie a duré.

Au cours de deux années - avant que le sang ne monte dans sa tête - il peut encore essayer de guérir.

Tous les psychothérapeutes au Togo disent que la folie est guérissable, la folie chronique ne l'est pas.

Les limites sont spécifiées différemment.

Six mois sont indiqués comme le minimum, deux ans, pour Sessou, le maximum.

- Tant qu'il est agité, ne dort pas, il peut être guéri.

- Un fou qui dort seul est incurable.

- On calme l'Adawa.

- Il doit se reposer.

- On n'est pas autorisé à le contredire, à l'importuner avec des questions et on doit lui donner tout ce qu'il veut.

Il n'est pas autorisé à lire des livres. –

24.

Quelquefois, l'expression "Adawa Chronique" est utilisée.

Un homme a fait un vœu à un dieu et ne l'accomplit pas.

Le dieu informe le croyant par de petites allusions qu'il s''est fâché.

L'homme s'en fout.

Un matin, il se réveille et est Adawa, chronique.

Ou il se retrouve muet.

Même dans un tel cas, Sessou demande exactement combien de temps la maladie a déjà duré.

Il conseille à la famille de remplir le vœu.

Si le patient recommence à parler, Messanvi Sessou peut aussi guérir cette forme d'Adawa.

25.

Un Adawa guéri doit pouvoir reprendre son travail - surtout toute activité intellectuelle.

Dans le cas des analphabètes, la folie continue souvent à s'aggraver derrière une apparente guérison, chez les intellectuels, on se rendrait compte que la maladie est entrée dans une nouvelle étape plus grave parce qu'ils ne pourraient pas faire leur travail.

La personne guérie doit être capable de dire:

- J'étais fou. Le patient dit:-

Moi, fou?! Vous êtes fou!

26.

Pourquoi Tagbogbegble et Adawa ne sont-ils pas guéris à temps et pas complètement?

La famille fait trainer en longueur le traitement.

La famille n'a pas assez d'argent pour faire suivre entièrement le traitement.

Le guérisseur ne peut rien faire.

Le guérisseur, même trompé, est satisfait trop tôt.

Une herbe de test serait utile.

27.

"Si Adawa déborde," le patient devient Sukuno, sukunoto, un homme dont le cerveau ne réagit plus.

Il n'est plus excité.

Il peut écrire, mais ce qu'il écrit a un sens complètement déformé.

Il dort.

Il se lave.

Il ne fait rien de mal à qui que ce soit.

Mais il ne peut effectuer aucun travail intellectuel.

Le guérisseur dit: Il est guéri.

On ne se rend pas compte qu'il est toujours malade. Il emploie parfois "il" en parlant de soi-même. "C'est une mauvaise maladie", a déclaré un ami de Messanvi Sessou du Dahomey, qui était passé par le Mono pour parler avec nous, "L'eau coule sur son cerveau sans cesse. "

Les dieux envoient la maladic de Sukuno comme punition.

Messanvi Sessou peut calmer cette étape.

28.

Après Sukuno, le patient entre dans la phase gnanunyani - "Celui qui connaît les esprits."

Si un mauvais sorcier qualifié les a provoqués, ils sont aussi appelés adawa gnanunyani.

Les dieux peuvent infliger cette maladie à un voleur, un meurtrier.

Le meurtrier devient muet.

Toute personne décédée est enterrée de telle manière que, si elle a été assassinée, le meurtrier deviendra mentalement malade.

Le meurtrier peut se protéger en invoquant le mort et en le sortant de la tombe (comme Néron l'avait fait avec sa mère Agrippine).

Ou il coupe les ongles ou les cheveux du mort.

Ou il essaie d'avoir le drap de bain du linge mort. Ou le tapis du mort.

Ou un habit du mort. Gnanunyani est incurable.

29.

Yeyino qui ne dit rien - c'est ainsi que Messanvi et Foli Sessou décrivent la dernière étape de la maladie mentale.

Triste apathie.

Interrompu par des rires.

On peut devenir yeyinon après des accidents de la circulation - "quand le sang est monté dans la tête".

Aussi si on tue un python, le serpent sacré de Dan, Edan.

Yeyinon est héréditaire dans une famille à Lomé.

30.

Un intérêt particulier - en ce qui concerne la recherche sur la maladie mentale et l'allergie –suscitent par exemple les déclarations des Sessou sur les interdictions alimentaires.

Déjà à Trinidad j'avais remarqué que dans une famille de prêtres originaire du Dahomey, dans le Dangbwe Comme, des éruptions cutanées allergiques se produisaient lors de la dégustation de viande de mouton.

Un parent d'origine africaine a noté que dans la famille africaine, manger la viande de mouton était interdit pour des raisons religieuses.

Les préceptes alimentaires religieux au Togo sont complexes. -

Il y a les interdictions alimentaires d'une tribu:

Les Ewé et les Minah ne sont pas autorisés à manger le poisson Auhue, le poisson-chat noir (silurus) qui est un aliment préféré des Anago nigérians.

Les Minah ne sont pas autorisés à manger des serpents, des chiens, des crocodiles, des lézards, des fourmis, des termites.

Le Kabye et le Losso par contre mangent des serpents.

Il y a des interdictions pour certaines familles.

Et pour chaque individu.

L'Afa de Foli ordonne que lui n'est pas autorisé à manger de l'huile de palme rouge et à porter du rouge.

La violation d'une telle interdiction alimentaire s'appelle Aduko; Il semble plus grave de transgresser les interdictions de la tribu que celles individuelles.

Si Foli ignorait ses instructions, les dieux ne lui enverraient pas de chance.

S'il ne respecte pas l'interdiction de ne pas toucher au poisson Auhue, et même si c'est par ignorance, comme cela lui est arrivé à Abidjan, il aura sur tout le corps des boutons qu'il pourra cependant guérir par des cérémonies et des bains avec l'herbe Patima.

S'il continue à faire fi de cette interdiction, il sera Tagbogbegble. Alors d'autres cérémonies devront être organisées.

Le prêtre lui lave entièrement la tête avec la dernière herbe du traitement de fous.

31.

A Agome Glozou avec 300 à 350 habitants, il y avait 6 malades d'Adawa.

Quatre d'entre eux ont pu être guéris.

Deux sont devenus Sukuno.

Ils peuvent effectuer de légers travaux et sont intégrés dans le village.

Les Togolais ne laissent pas généralement les fous à l'abandon.

Foli Sessou ne connaît pas un seul cas dans le pays où la famille a jeté un fou dans la brousse et l'a ainsi laissé mourir de faim.

À Lomé, Foli connaît trois fous qui errent dans les rues.

Une femme, Beta, qui errait nue et a finalement été transférée à l'établissement public d'Anecho.

Deux hommes.

Un boursier, qui est revenu de la République fédérale d'Allemagne et qui a complètement perdu les pédales, était probablement gardé en captivité dans la maison par sa famille.

La folie survient généralement après l'âge de 25 ans et non après 45 ans.

Un traitement chez Messanvi Sessou dure en moyenne deux semaines.

32.

Messanvi Sessou voudrait élargir la possibilité de guérison au-delà du stade Adawa et Sukuno.

Il mène des essais.

Sessou ne nie pas que les prêtres guérissent les maladies mentales par des pratiques magiques.

Il parle de plantes psychotropes qui sont utilisées lors des initiations pour conditionner la transe des novices à un dieu particulier. (Au Brésil, dans les temples yoruba, lors de l'initiation il y a un rite appelé Obrigaçao da conciencia - exercice obligatoire de la conscience dans lequel le rite briserait la conscience, la conscience quotidienne, profane pour une conscience religieuse et divine.)

Ma question à Messanvi Sessou était de savoir s'il ne pourrait pas utiliser ces plantes d'initiation pour briser la conscience malade ou, comme un sérum, l'utiliser pour transformer leurs pouvoirs destructeurs d'esprit en d'autres qui guérissent.

33.

Des psychiatries comme celle de Messanvi Sessou, il en existe aujourd'hui éventuellement dans tous les pays africains.

Sous l'influence chrétienne, on a tenté de les éradiquer ; sous l'islam on les a appauvris.

Je pouvais les trouver en Afrique de l'Ouest dans chacun des pays que j'ai visités.

Non seulement au Togo, mais aussi au Dahomey.

Mais surtout au Sénégal où le rite psychiatrique du N'Doep chez le Sérère a été conservé à Dakar.

Au sud, il y a le village psychiatrique de Maua dirigé par des musulmans.

Près de Saint-Louis, nous trouvons les psychiatres ambulants des Toucouleur dans la région du grand fleuve.

34.

Etre fou et guérir des fous sont représentés à la fois dans les systèmes linguistiques.

La folie est toujours exprimée dans le langage.

Le déni de la langue fait partie de la folie.

Diagnostiquer la folie signifie toujours comprendre le fou.

Vouloir le guérir sans lui parler est une folie au second degré.

A la fin d'une conversation sur les plantes médicinales et la psychiatrie au Togo avec le professeur Amakoué Ahyi, j'ai eu le plaisir de lui demander:-

En dehors des langues du monde, quelles langues africaines parlez-vous - un Africain?!

J'ai supposé dans ma question que la plupart des psychiatres américains dans le Tiers-Monde sont heureux de baragouiner du français et que la plupart des psychiatres, structuralistes et ethnologues français sont fiers de pouvoir articuler correctement l'anglais.

Le Togolais Amakoué Ahyi a répondu:

Je parle Fon. Je parle les différents types de Fon du Bénin, je parle le Bariba du Bénin, je parle le Yoruba et le Gege de Porto Novo. Je parle aussi le Peda. Au Togo même, je parle le Guin, injustement appelé Minah. Je parle l'Ewe. Je parle l'Ife d'Atakpame.

Suffisamment le Kotokoli. Je parle un peu, pour ne pas dire assez bien, le Kabye. Je m'intéresse au Chokossi parce que j'ai fait la connaissance de cette langue sous le nom de Baoulé en Côte d'Ivoire. Je parle le Bambara du Mali qui est le Dioula en Côte d'Ivoire. Je parle Thoma et Guerse, un peu le Wolof et le Sérère des Sénégalais.

- Nous - au Togo - avons décidé d'avoir deux langues nationales, une, le Kabye, du nord et une autre, l'Ewé, du sud, en outre, le français, qui est la langue officielle, sans compter l'anglais, l'allemand, les deux enseignées dans nos écoles et le russe.

[UN N'DOEP]

Le prêtre Daouda, le N'Doepkat, avec sept saintes femmes et une valise pleine d'amulettes, d'eau bénite, des ampoules de novalgin, se déplace d'un patient à l'autre. Pour organiser un N'Doep pour un malade mental, il s'installe pendant trois jours ou une semaine chez la famille des malades et doit - au-delà des honoraires élevés - être nourri lui et ses assistantes.

Yoff est situé au bord de la mer. Un village de taille moyenne.

L'architecture traditionnelle avec de l'argile a été remplacée ici, près de Dakar, par des bâtiments en briques.

Deux mosquées.

La tombe d'un saint de l'islam qui a fondé la secte des Layennes.

Aujourd'hui, le N'Doep est sur le point de commencer, un rite pour guérir un malade mental - un rite qui initie simultanément aux vieilles croyances aux dieux africains.

C'est surtout les femmes qui prennent soin des autels des familles, les Xamb.

Les hommes qui sont musulmans participent rarement aux rites africains.

Daouda se confectionne pour le N'Doep une robe de femme. Un petit taureau doux est attaché à l'entrée.

Il n'y a probablement pas de l'argent pour un gros taureau sauvage.

Vers dix heures Daouda commence à s'habiller.

Il remet son costume mondain et se lève, énorme, bien formé, bien nourri avec un torse nu dans un sarouel sombre.

Il ouvre la valise et sort des bagues brillantes, des touffes de poils, des plaquettes, des cornes, des amulettes en forme de raisin, des côtes.

Il met tout.

Daouda se transforme en un insecte sacré. Maintenant, il glisse dans son dirndl, son costume fraîchement repassé. Daouda est âgé de 62 ans.

Il vit avec trois épouses. La dernière est très jeune.

Il s'est marié récemment et, depuis lors, il souffre d'impuissance, ce qui est fréquent dans cette situation.

Daouda me demande de transmettre à Dorès de la clinique psychiatrique ses salutations et lui dire aussi qu'il se sent très fatigué.

Daouda sort une bouteille de parfum avec laquelle il s'asperge tout le corps.

Les sept saintes femmes font venir la malade. Elle est déshabillée.

Daouda lui lubrifie le front.

Daouda se rend avec les femmes sur les autels.

Il arrache du sol les blocs de bois et des calebasses incrustés par les victimes.

Tout le monde creuse des trous profonds avec les mains.

Le petit taureau est conduit vers la mer. Daouda avec tout le village derrière.

Le patient est maintenant vêtu comme un fol, comme un idiot au Moyen Âge qu'on a assis à l'envers sur un âne comme un prince fou ou évêque fou.

Ils traînent le taureau dans les vagues et lui cognent la tête dans les vagues.

Il s'effondre.

Les vagues le submergent.

Ils le laisse revenir et mettent le patient sur le taureau.

Dans la cour.

Dans le cercle de famille.

Du Millet ruisselle sur le malade.

Ils enchainent le taureau et le renverse.

A côté des cornes, un oreiller.

Le malade se couche à côté du taureau et attrape de manière nuptiale le corps de l'animal avec sa main.

Des draps blancs, des draps noirs sur les deux.

Qu'ils ne suffoquent pas!

Une fille commence à pleurer et rampe vers la malade sous les couvertures.

Des tamtams.

Haut les couvertures!

Des cris de joie.

Transes.

Ils jettent des œufs en direction du taureau.

Les deux filles, obsédées, s'assoient sur le taureau. Les saintes femmes balancent des poulets sur elles.

Le boucher coupe la tête du taureau.

Le hochet du gargouillis blanc tremblant dure quelques minutes.

Les femmes recueillent le sang dans un bol en plastique et le déposent sur les autels.

Ils lavent les deux filles nues avec le sang. Rouges de sang, les filles noires sont assises là.

Le sang sèche sur leurs corps.

Le taureau est découpé.

Daouda fait don de la viande au village.

Seuls quelques morceaux de viandes sont jetés dans les trous devant les autels.

Daouda et les femmes enveloppent le patient avec les intestins du taureau.

Elle doit dormir ainsi une nuit.

Une femme prend Leonore à part et lui dit qu'un homme s’accouplera avec la malade dans les intestins.

[UN RITUEL ÉTRANGE]

Le prêtre et psychiatre Kpako effectue, à la fin de la grande cérémonie annuelle, dans son temple qui lui sert en même temps d'hôpital psychiatrique, un rituel étrange qu'il ne peut pas ou ne veut pas expliquer lui-même.

Sur une figure magique tracée avec de la farine, repose une calebasse sur laquelle est posé un tabouret en bois.

Sur le tabouret, est assis l'un des fils et en même temps assistants de Kpako.

Ni lui, ni Kpako lui-même ne donne pourtant pas le moindre signe d'homosexualité et d'effémination.

Par un geste obscène, Kpako s'assoit sur les genoux du jeune homme, qui le saisit par le derrière, en bas, entre les jambes, par les testicules.

Un à un, les membres de la famille s'assoient ; une partie des gens du village, avec des gestes obscènes et des rires carnavalesques, s'assoit les uns les autres sur les genoux.

La composante bisexuelle – qui rappelle les rituels des escargots, durant la période d'accouplement, semble clairement établie.

Toutefois, elle n'est pas expliquée aux profanes.

APPENDICE

Interview avec le président de la République Unie de Tanzanie, Monsieur Julius K. Nyerere.

Le 24 octobre 1973

Hubert Fichte : Monsieur le Président, le mot swahili « Ujamaa » se traduit généralement par « socialisme ». Que signifie précisément « Ujamaa » ?

Julius K. Nyerere : Non, le mot « Ujamaa » en swahili signifie, si vous voulez, famille ou communauté ; en tant que concept social ou idéologique, il veut dire la vie dans la communauté.

- Vous avez écrit que le fondement et l'objectif du socialisme africain est la « famille au sens large »?

Qu'entendez-vous par « famille au sens large » ?

- Dans la société africaine comme européenne, vous avez le nucléus d'une famille : père, mère et enfants. En Afrique, puisque nous sommes parfois polygames : père, mères et enfants. C'est ça, si vous voulez, la famille. Mais, en Afrique, cette famille est très liée à d'autres familles, à des familles apparentées : au père du père, à l'oncle des enfants etc. Il y a un lien de parenté assez profond avec d'autres familles nucléaires. Et c'est ce que nous appelons une « famille au sens large ». C'est une communauté avec ses devoirs ; ses membres ont des obligations envers les individus qui, à leur tour, ont des engagements à l'endroit de la communauté élargie. Cela forge une attitude d'homme à homme, d'individu à la communauté, et nous pensons que c'est un comportement à l'instar de ce que le socialisme moderne tente de mettre également en œuvre ; l'engagement de l'individu en faveur de la communauté et réciproquement celui de la communauté envers l'individu. Cela existe aussi dans une petite communauté, tel que le nucléus d'une famille, et même dans les familles européennes. Cependant, nous avons en Afrique la « famille au sens large », et puisque celle-ci n'a pas été détruite ni par la modernité, ni par le capitalisme, et encore moins par l'individualisme à outrance, nous pensons donc que nous devrions le mettre à profit, qu'il existe encore, afin de pouvoir construire une société moderne.

- Combien de villages « Ujamaa » existe-t-il déjà en Tanzanie ?

- Ce n'est pas facile à estimer, car nous avons un nombre important de villages en Tanzanie. Je pense que nous devons avoir maintenant près de 6.000 villages dans le pays. Ils s'appellent tous « Ujamaa », car « Ujamaa » est devenu une affaire très populaire, et, de ce fait, chaque clan établi dans un village traditionnel décide de s'appeler « Ujamaa ». Je suis sûr que nous avons en ce moment près de 6.000 villages, qui se disent certes eux-mêmes « Ujamaa », mais qui, en réalité, n'en sont pas, car les villages « Ujamaa » se définissent comme des communautés, dans lesquelles les hommes et les femmes vivent et travaillent ensemble pour le bien commun. Dans la plupart de ces villages, ils vivent ensemble, mais ils n'ont même pas encore commencé à travailler ensemble. Et même s'ils ont commencé à travailler ensemble, ce n'est que dans une faible proportion, bien qu'ils aient l'intention de le faire au profit du bien commun. Donc, nous avons plusieurs villages avec des degrés d'« Ujamaa » différents. Certains ont atteint un niveau assez élevé et constituent en eux une communauté vivant et travaillant réellement ensemble en faveur du bien commun. Dans l'agriculture, par exemple, il n'existe aucune dissension familiale. Pourtant, ce n'est pas ce qui se passe dans la plupart des cas. Ils voudraient bien y parvenir, mais la majeure partie d'entre eux n'ont vraiment commencé que maintenant.

- Dans certaines régions, des difficultés se sont présentées au moment où les populations devraient être réinstallées dans des villages « Ujamaa ». La tribu des Chagga considérait que leur mode de production serait l'un des meilleurs.

- Eh bien, je pense qu'un village « Ujamaa » est une communauté dans laquelle les hommes et les femmes vivent et travaillent ensemble pour le bien commun, et, très souvent, lorsqu'ils habitent loin les uns des autres, nous estimons que la condition préalable pour l'« Ujamaa » est de les mettre ensemble.

Mais, nous avons une pénurie de terres dans certaines régions de la Tanzanie. Les gens ne vivent pas dispersés ; en réalité, ils sont très proches les uns des autres, à cause de la pénurie de terres et leurs familles possèdent une aire d'un hectare, parfois d'un demi hectare avec des cultures permanentes, telles que le café. Dans ces régions, il n'est plus question de constituer une communauté. Ces habitants sont là et restent très proches les uns des autres. Ce qu'on souhaite, c'est les convaincre de travailler ensemble pour le bien commun. Mais, les populations dans une région comme celle du Kilimandjaro ont développé une très ancienne tradition du travail collectif. Elles ont probablement la plus ancienne tradition du travail collectif dans le continent. Le mouvement coopératif ayant eu du succès a été initié, depuis plusieurs années, par les Chagga en Tanzanie, il y a plus de quarante ans. Ils ont ainsi une ancienne tradition du travail collectif et nous nous servons désormais de ce mouvement coopératif, cette société coopérative, au Kilimandjaro, comme base d'un nouveau système, si bien qu'ils puissent commencer à développer d'autres activités économiques de coopération, au lieu d'éplucher ensemble et de vendre le café. C'est ainsi que nous procédons.

- Le premier ministre a annoncé hier la nationalisation de 48 ou même 50 fermes privées. Elles ont été transférées aux coopératives agricoles primaires (« *cooperative primary societies* »). Ces sociétés font-elles partie des associations coopératives dont vous parliez ?

- Oui, c'était par exemple une action au niveau communautaire.

- Les premiers propriétaires ont-ils été dédommagés ?

- Oui

- Quels sont les produits agricoles, les céréales, les fruits etc. les plus importants en Tanzanie ?

- Nous cultivons des céréales comme principal produit ; différentes sortes de céréales : nous cultivons du maïs et, en particulier, du riz sur la côte; différentes variétés de mil, surtout au centre – du sorgho et d'autres céréales. Il y a quelques temps, nous avions commencé à cultiver du blé. Mais, je pense que le maïs et le riz sont les variétés de céréales que nous produisons en grande quantité. Dans d'autres régions, l'alimentation principale est une racine, la cassave, dans plusieurs régions du pays. Nous cultivons des fruits dans tout le pays et des bananes dans certaines régions. Mais, nous ne pouvons pas dire que nous sommes très en avance dans la culture des fruits. Et pourtant, nous pourrions cultiver toutes les variétés de mangue, de citron, d'ananas. Et nous avons même commencé maintenant à cultiver des raisons sur les collines. Mais, nous ne pouvons pas nous vanter dans ce domaine, car nous venons à peine de commencer.

- En 1967, le professeur français René Dummond avait réalisé une étude sur l'agriculture en Tanzanie. Vous avez publié ses conclusions dans la maison d'édition du gouvernement. Les recommandations de Dummond étaient-elles utiles ?

- Il a mis l'accent sur les noix de coco et les fruits oléagineux.

- Oui, pour ce qui concerne les noix de coco, nous n'avons pas fait beaucoup de réalisations. Nous en avons planté quelques-unes pendant un moment, mais notre production en noix de coco et en fruits oléagineux a diminuée.

- Dummond disait que la spécialisation de l'agriculture dans certaines régions est compatible avec une diversification au plan national.

- Nous avons accompli beaucoup de réalisations, mais nous essayons de spécialiser notre agriculture. Le coton est aussi cultivé dans certaines régions et non pas dans d'autres. Le café n'est produit que dans certaines régions, parfois de façon mûrement réfléchie, parfois en raison des conditions géographiques. Nous avons délibérément choisi de cultiver du tabac dans certaines régions et non pas dans d'autres, parce qu'en réalité nous pouvons cultiver le tabac dans tout le pays, mais nous ne le faisons pas ; nous avons concentré la culture du tabac dans certaines régions etc. C'est ce que nous essayons actuellement de mettre en œuvre.

- Certains villages Ujamaa seront donc spécialisés ?

Dans certains cas, oui.

- Le colonialisme vous a légué une Tanzanie considérée comme un pays pauvre.

Vous avez un problème d'alimentation et d'alphabétisation.

- Nous faisons encore partie des 25 pays les plus pauvres du monde. J'ignore la rapidité avec laquelle nous changerons cette situation. Ce que je souhaite pour la Tanzanie, est ce que je souhaite à chaque pays. J'espère que tous les autres pays vont se développer comme le fait la Tanzanie. Nous serons, relativement, encore longtemps parmi les pays les plus pauvres. Mais, nous avons accompli de grands changements dans deux domaines : je pense qu'avant tout, nous pouvons nous nourrir nous-mêmes, nous ne faisons pas partie des pauvres de ce monde qui ne parviennent pas se nourrir eux-mêmes. Nous pouvons subvenir à nos besoins en alimentation. Ce n'est pas vraiment un problème pour nous. Il doit être rare de voir un Tanzanien qui, par nécessité, va au lit sans avoir mangé. Nous avons en Tanzanie la capacité d'amener chaque personne à s'auto-suffire en alimentation. Nous en sommes capables. Nous avons aussi la possibilité d'importer des produits alimentaires, lorsque nous n'en avons pas suffisamment. En principe, nous cultivons nous-mêmes la plupart des produits alimentaires dont nous avons besoin, et, il y a peu de temps, nous avions des excédents.

À propos de notre capacité à nous auto-suffire uniquement en alimentation, nous en avons déjà réalisé une partie importante, et nous sommes sur la voie d'atteindre cet objectif. S'agissant de l'alphabétisation, nous sommes persuadés que plusieurs des objectifs que nous poursuivons ne peuvent être réalisés que si nous libérons entièrement les populations, et pour les libérer, nous devons détruire certains facteurs qui font qu'elles se sentent encore comme des opprimés, des incapables ; et l'analphabétisme en est un. Nous avons ainsi décidé, il y a deux ans, de nous attaquer sérieusement au problème de l'analphabétisme. Lors d'une conférence du parti, nous avions pris la résolution de résoudre le problème de l'analphabétisme à l'horizon 1975/76. Je pense que nous le réussirons. Cette année, nous avions revu notre attitude ; je suis convaincu que nous deviendrons un pays alphabétisé à la fin de l'année 1976. Mais, ce n'est pas du tout la même chose d'être un pays alphabétisé ou un pays développé. Toutefois, nous serons capables de lire et d'écrire. Comme je l'avais déjà dit : nous pouvons nous nourrir nous-mêmes, cela ne signifie pas que nous sommes un pays riche ; nous serons pour longtemps encore l'un des pays les plus pauvres au monde, mais nous serons au moins capables de nous nourrir nous-mêmes. Nous resterons encore l'un des pays les moins avancés au monde, mais notre peuple sera alphabétisé d'ici environ trois ans. Je suis persuadé que nous pouvons atteindre cet objectif. Nous avons, pour se faire, l'organisation et nous sommes en train de la mettre en œuvre.

- Voulez-vous que les écoles se ravitaillent elles-mêmes. À l'école et dans l'armée, les gens doivent cultiver eux-mêmes ce dont ils ont besoin en nourriture.

- C'est ce que nous faisons. Maintenant, vous savez, expliquer une politique est une chose, la mettre en œuvre en est une autre, particulièrement dans les écoles. Nous avons hérité d'un système éducatif et d'une tradition scolaire qui sont très académiques. Aller à l'école veut dire dans ce cas échapper au travail manuel. C'est une tradition. Une personne instruite ne travaille pas avec ses mains. C'est plus facile de dire que nous voulons changer cette attitude, plutôt que de créer un système qui la change réellement.

- J'ai vu dans les casernes des soldats tenant des papayes à leurs mains. Et j'ai très bien aimé les voir avec des papayes à leurs mains.

- Oui, et quand nous avions commencé, les soldats disaient évidemment : le devoir d'un soldat est de combattre ! Un soldat est un soldat ! – Nous commencions par demander : mais, que fais-tu en temps de paix, frère ? Tu es un défenseur de ta nation. Mais, c'est quoi cette nation ? Que signifie l'idée d'être prêt à mourir pour un pays qui n'en vaut pas la peine. Un pauvre pays ! Un pays stupide. Que signifie l'idée de vouloir défendre ce pays à l'avenir. Es-tu un mercenaire ? Un mercenaire est surtout toujours rémunéré pour combattre en faveur d'un pays qu'il n'a jamais contribué à construire. Mais, chaque Tanzanien doit construire son pays et tu ne peux pas dire : je suis soldat. Je ne construirai pas ce pays ! – Mais, sur ce point précis, on a aussi hérité d'une tradition selon laquelle les soldats ne construisent pas. Ils attendent seulement jusqu'à leur mort. Je pense que nous changerons cette attitude.

- Lorsque j'étais jeune, j'ai appris à me méfier de la militarisation de la jeunesse. J'ai entendu dire que la militarisation des écoles en Tanzanie est très en avance.

- Evidemment, chacun se base sur son propre pays ainsi que sur son histoire, et il est clair que l'histoire d'un pays influence les comportements présents, et là où existe une tradition militariste, on connait les conséquences de ce militarisme ainsi que l'influence qu'il exerce certainement sur l'individu. Ici aussi, nous sommes encore soumis aux influences de notre propre histoire. Cette histoire signifie que pendant des siècles en Afrique, nous avons été réellement des réfugiés dans nos propres pays, n'est-ce-pas. L'Africain était un réfugié dans son propre pays, depuis le temps que la chasse aux esclaves connut un grand essor. Cela détruisit notre continent, et nous sommes devenus des réfugiés dans notre propre pays. Si l'on veut équilibrer et créer une nouvelle civilisation, il nous faut la discipline. Dire que les populations en Allemagne ont besoin de plus de discipline, j'en doute fortement. Mais, nous avons besoin de discipline. Nous ne pouvons pas sérieusement récolter les fruits de la civilisation moderne sans la discipline qui a été détruite, depuis plusieurs siècles, par la chasse aux esclaves, la traite des esclaves et la colonisation. Un sentiment de dignité. Notre ambition est de susciter une nouvelle confiance, et, pour se faire, il nous faut une nouvelle discipline. Ne pensez-vous donc pas que nous militarisons réellement les écoles. Militariser l'Afrique n'est pas chose facile.

- Pensez-vous que l'idée d'Ujamaa pourrait être indispensable à toute l'Afrique et peut-être même aux pays du Nouveau Monde, dans lesquels il y a une forte influence africaine ?

- Oui, évidemment, normalement, je souhaite à mon voisin tout le bien que je me souhaite moi-même. Donc, si je dis que je souhaite quelque chose à la Tanzanie, je le souhaite également au reste de l'Afrique. C'est mon devoir. En Afrique, nous devons y parvenir. Pensez-y : l'Afrique a souffert. L'Afrique doit se libérer elle-même. La Tanzanie ? C'est quoi la Tanzanie ? La Tanzanie est une entité superficielle, créée par les fondateurs de l'empire et nous l'avons hérité. Mais réellement, sincèrement, en Afrique, on doit penser à une révolution africaine et non tanzanienne. Une révolution tanzanienne n'a vraiment pas de sens. Ce que je souhaite donc à la Tanzanie, je le souhaite également à l'Afrique. Mais, même si je le dis, je suis loin de penser que cela pourrait se réaliser partout. C'est mon devoir envers la Tanzanie et l'Afrique de montrer que ce que nous jugeons positif est réalisable et peut être accompli.

- Vous considérez donc l'Ujamaa comme un modèle ?

- Je ne dis pas que je le conçois comme un modèle, mais je dis plutôt que la meilleure chose que je puisse faire, puisque j'y crois, est de montrer qu'il fonctionne.

- Vous avez dit que l'Africain ne connaissait pas les classes sociales. Est-ce la seule tradition africaine que vous souhaitez utiliser dans votre socialisme – l'absence de classes sociales ? Il y a un système éducatif africain, des écoles de brousse, une éducation pratique des jeunes garçons et des jeunes filles, pendant les rites d'initiation. Voulez-vous revenir aussi à telles pratiques ?

- Nous insistons sur l'absence de classes sociales dans notre société traditionnelle. Et parfois c'est vrai, même si c'est quelque peu exagéré. Cependant, l'absence de classes sociales de la société africaine traditionnelle, si vous voulez, était fonction du niveau de développement. Si l'Afrique s'était par ailleurs développée, peut-être, qu'en sais-je, des classes sociales auraient probablement vu le jour. La société traditionnelle est une société communautaire qui n'a que peu développé des classes sociales. Nous dirons donc qu'il n'y a aucune raison à ce que nous ne nous en servons pas comme base d'éducation d'une société sans classes, au sens moderne : Nous avons insisté sur cet aspect et nous continuons d'en discuter. Il est vrai cependant que nous avions d'autres traditions. Mais là aussi, il est encore très difficile d'y revenir. Nous y insistons dans l'éducation. Ce que nous pouvons dire, d'après notre tradition, c'est que l'éducation était partie intégrante de la vie quotidienne et du processus de développement. A l'exception d'une courte période de notre vie, le processus d'éducation n'a pas été séparé du processus de vie ou de travail. On ne les dissociait pas du tout, sauf pendant une courte période, durant laquelle on séparait les jeunes du reste de la communauté, pour leur donner une formation toute particulière.

Mais, pour une très courte durée. En outre, l'éducation, la vie quotidienne et le travail étaient inséparables. Ce que nous pouvons donc dire à propos du changement de notre système éducatif, c'est de ne pas enfermer, s'il vous plait, les jeunes dans une couveuse, où on les prépare en quelque sorte pendant longtemps, de 7 à 21 ans – de quel type de préparation s'agit-il d'ailleurs pour ces jeunes qui grandissent ? Ils restent inactifs pendant une longue et importante partie de leur vie, et n'intègrent pas la communauté. Et pourtant, on dit qu'on les prépare au travail, on les prépare pour la communauté. Durant cette phase de leur existence, on les laisse vivre comme des parasites. C'est paradoxal. Mais, évidemment, nous ne devons pas perdre de vue le fait qu'il y existe ce qu'on appelle l'école moderne, qui fonctionne comme une couveuse. Et ce n'est pas facile. Nous faisons parfois une rétrospective pour découvrir dans la société africaine traditionnelle, ce qui pourrait être utile à nos efforts de construction d'une société moderne. Le système éducatif en fait partie.

- La médecine africaine était fortement développée. Tout n'est pas encore perdu. Avez-vous l'intention de promouvoir la recherche dans ce domaine, afin que les plantes médicinales traditionnelles puissent être collectées et les méthodes de traitement scientifiquement étudiées ?

- Non, Malheureusement, ce n'est pas ce que nous sommes en train de faire, et je pense que nous n'avons pas raison. Dans ce domaine, la Tanzanie est très en retard.

- Pas seulement la Tanzanie.

- Mais, la Tanzanie est en retard dans ce domaine, et je le pense, sans véritable nécessité, puisque nos jeunes chercheurs et médecins peuvent normalement mener des recherches sur les pratiques médicales traditionnelles, et voir ce qui en est utile, y compris les méthodes psychiatriques.

- Il semble que le comportement sexuel des Africains de l'Est serait moins affecté par le puritanisme et les névroses. Pensez-vous que cette sorte d'innocence, cette liberté érotique peut être préservée dans un état socialiste.

- Mais, je ne sais pas si je vous comprends bien.

Les complexes sexuels ont été importés en Afrique orientale, et maintenant on ne peut pas s'en débarrasser. Le christianisme a apporté une morbidité dans la vie sexuelle. Je pense que le christianisme a apporté une morbidité dans les relations entre les genres, et je pense que c'est indissociable. Mais, nonobstant ce fait, je n'en sais pas trop. Les tribus africaines sont différentes quant à leurs traditions sexuelles. Ce n'était pas du tout homogène. Certaines tribus africaines étaient plus chastes que d'autres, si vous voulez ; si c'était cela ou non la liberté, je ne le sais pas. Mais, en fait, je ne crois pas personnellement qu'on peut promouvoir la polygamie dans un monde moderne. Il est certain que nous ne pouvons pas encourager la polygamie, en nous appuyant sur des arguments socialistes, car c'est dans la nature même de la polygamie de rejeter l'égalité des droits pour les femmes. Et bien qu'elle avait autrefois un but utile et qu'elle semblait parfois reposer sur un fondement naturel, vue que dans la société africaine il y a plus de femmes que d'hommes – on ne peut pas l'argumenter sur le plan idéologique, car, comme je le disais, la polygamie présuppose naturellement l'infériorité de la femme. Toutefois, nous autorisons la polygamie en Tanzanie pour les raisons que voici : nous acceptions les coutumes traditionnelles du mariage et certaines d'entre elles sont polygames. Nous acceptons les mariages des musulmans et ils sont polygames. Donc, notre société les tolère.

- Quatre millions de Tanzaniens croient encore aux anciennes divinités africaines. Dans votre pays, la vision du monde magique et le principe moderne de causalité se confondent. Vous prônez la liberté des religions. Comment les anciennes croyances magiques animistes doivent-elles être transformées dans les structures socialistes de l'Ujamaa ?

- Mais, nous sommes une société en état de transformation, dans chaque étape de notre société nous serons dans une situation de transition. Nous sommes tous impliqués dans ce processus de transformation. Au sujet des religions, on peut dire : eh bien ! Une partie de la population tanzanienne croit aux divinités traditionnelles.

Mais, sincèrement parlant, d'un point de vue purement sociologique et en tant que chef d'un parti politique, je pense : j'ignore les différences qui existent entre l'islam et le christianisme. Le chrétien, l'Africain traditionnel, le musulman et l'Hindou ont chacun leur propre religion. J'essaye de construire une société dans laquelle ils peuvent continuer à vivre dans leur religion, la changer ou la modifier, comme ils le souhaitent.

- Vous aviez un jugement très tranchant au sujet du socialisme européen. Vous disiez : ce que la prière représente pour l'islam ou le christianisme correspond à la guerre civile que vous appelez lutte des classes, dans la version européenne du socialisme.

Ma question est de savoir, quel est l'élément qui doit accomplir dans l'Ujamaa la fonction que la prière remplit dans l'islam et le christianisme, la magie dans la religion traditionnelle africaine, la recherche du profit dans le capitalisme ?

- Le concept lui-même et la définition de l'Ujamaa impliquent le travail collectif. Je pense, évidemment, que l'Européen a raison. Marx était étudiant en histoire et, en considérant l'histoire, il s'est demandé : que s'est-il passé et pourquoi ? – Et il n'a découvert qu'une seule chose, et c'était la lutte. La succession de plusieurs étapes de l'évolution sociale, liées de façon dialectique en tant que conséquence de la lutte entre les différents éléments de chaque étape de dette même évolution. C'est ainsi que, pour lui et le socialisme européen, cette lutte en faveur du socialisme est devenue l'élément essentiel. Je ne le réfute pas, car c'est ainsi que cela s'est exactement passé. Mais, d'autre part, je dis que si nous considérons le socialisme du point de vue de l'objectif qu'il doit atteindre – et nous pouvons dire que cet objectif est de construire une famille panhumaine, alors nous devons mettre l'accent sur l'élément essentiel de la famille, c'est-à-dire, le travail collectif.

- Vous dites : égalité. Égalité entre hommes et femmes. Avez-vous un fort mouvement féminin en Tanzanie ?

- Un très fort. Le mouvement féminin en Tanzanie, dans notre parti, est très puissant.

- Les hommes et les femmes sont-ils équitablement rémunérés ?

- Ah, oui. La rémunération est la même. Sur cette question, il n'y a pas à débattre. Les salaires ne sont pas échelonnés ici en fonction des genres. Mais, on doit dire, par contre, que les hommes et les femmes ne pas sont égaux en Tanzanie. Ils ne le sont pas. Ils n'ont pas la même éducation. Dans cette société où certains enfants vont à l'école et d'autres pas, ce sont souvent les jeunes garçons et non pas les jeunes filles qui vont à l'école. Et lorsqu'il s'agit finalement de poursuivre les études avec des possibilités de formation limitées, ce sont d'habitude les jeunes hommes qui continuent, alors que les jeunes filles abandonnent et sont données en mariage etc. Donc, même s'il existe une égalité théorique et légale, les femmes en Tanzanie doivent effectivement combattre la tradition et les pratiques de la vie, telles qu'elles sont encore actuellement en cours.

- Y-a-t'il une régulation des naissances – la planification familiale – en Tanzanie ?

- La planification familiale ne fait pas encore partie de la politique du gouvernement. Mais, nous en faisons la promotion et elle est pratiquée dans des proportions limitées. En général, c'est une affaire privée, quoique le parti ait pris une résolution qui consiste à encourager les départements de médecine des hôpitaux publics – les hôpitaux en Tanzanie sont dans la plupart des cas publics – à s'occuper de la planification familiale.

- Comment peut-on atteindre l'égalité entre les travailleurs et les étudiants dans la vie quotidienne ?

- Dans quelle perspective ?

- Les étudiants vont à l'université pour se former. Les travailleurs se lèvent chaque matin à quatre, cinq heures, et commencent avec des activités physiques intenses.

- Oui, c'est vrai. Nous le considérons d'un point de vue théorique. J'ignore la façon dont cela doit concrètement pouvoir fonctionner. Je voudrais bien savoir comment les Chinois l'ont réalisé. On devrait commencer par les deux extrémités. Nous l'avons expliqué, mais je ne sais pas jusqu'où nous en sommes. Quoique nous puissions dire, l'école et l'université sont des institutions d'apprentissage. Ce ne sont pas des institutions professionnelles. On n'y travaille pas, on y apprend. Nous avons aussi expliqué que l'usine n'est pas un lieu d'apprentissage. Et si on y apprend, c'est donc en travaillant.

C'est, en réalité, un lieu de travail et non d'apprentissage. Néanmoins, nous pouvons également dire, une fois ces deux faits admis, que c'est absurde d'expliquer la raison pour laquelle les étudiants, par conséquent, ne devraient pas travailler. Nous dirons, à cet effet, qu'il va de soi que l'université est faite pour étudier, mais, s'il vous plait, travaillez pendant que vous étudiez ; il est évident aussi que l'usine est faite pour travailler, continuez à travailler, mais, s'il vous plait, étudiez en même temps. C'est ce que nous essayons de mettre en œuvre, et je pense que nous avons eu plus de succès avec l'introduction de l'éducation formelle dans les usines, qu'avec le travail dans les universités et les écoles. Mais, notre objectif est immuable.

- La voiture est un facteur d'inégalité sociale. Chacun en rêve. Certains peuvent se l'offrir, mais pas tous.

- Oui, c'est vrai. Mais, je ne pense pas que cela soit l'un de mes problèmes les plus épineux. Je crois que c'est plutôt un problème de mes amis socialistes en Europe, et pas vraiment l'un de nos obstacles majeurs. Parce qu'ici, si le parti le souhaitait, et nous travaillons d'ailleurs dans ce sens, nous pourrions rendre quasi impossible l'acquisition d'une voiture privée. Nous en avons les moyens. Nous n'avons pas encore atteint le niveau où nous pouvons dire que c'est impossible d'acheter une voiture privée, mais nous pouvons la rendre difficile pour tout un chacun, même s'il en a les moyens. Nous faisons déjà les premiers pas dans cette direction. Et, désormais, il n'est pas facile d'acheter une voiture privée en Tanzanie. Certaines personnes ont reçu une voiture privée et l'entretiennent avec beaucoup de soin, et je suis sûr qu'ils auront plus tard des difficultés à convaincre le comité, qui délivre les permis, de la nécessité de disposer d'une voiture privée.

- Pourquoi avez-vous fait de la Tanzanie un état au parti unique ?

En réalité, nous avons fait le choix d'un état au parti unique et, d'une certaine manière, c'est le parti unique qui nous a choisi, puisque nous sommes sortis du colonialisme avec un très fort mouvement nationaliste. Celui-ci a, en fait, détruit toute velléité d'opposition et nous sommes sortis du colonialisme avec un seul parti. C'est exactement ainsi que cela s'est passé. Bien que nous ayons un parti, la conception de l'état que nous avions hérité des Britanniques était celle du multipartisme. Et même si nous avions réellement un parti, nous nous comportions théoriquement comme si nous avions un système bipartite. Lorsqu'il y avait des élections, notre parti désignait, par exemple, les candidats et nous attendions qu'un autre parti présente ses propres candidats. Mais, il n'y a pas un autre parti pour porter ses propres candidats aux élections. Et il arrivait ainsi que notre candidat soit réélu au parlement, sans aucune candidature en opposition. C'était précisément ce qui se passait. Il n'y avait pas de débats au parlement. Nous exigions des membres qu'ils assistent aux sessions parlementaires. Mais, il n'y avait aucune opposition. Le parlement était uniquement composé des membres de notre parti, mais on exigeait d'eux qu'ils assistent aux sessions, en attendant l'opposition. Il n'y avait vraiment pas de débats parlementaires. Cela nous semblait ridicule. C'était une coquille vide. C'est la raison pour laquelle nous avions décidé de légaliser le système monopartite, car, sans la légalisation, nous ne pouvions pas avoir des élections telles qu'elles se déroulent présentement. Nous n'aurions pas pu opposer deux candidats d'un même parti aux élections. Le parti ne devait proposer qu'un seul candidat et celui-ci attendait que l'opposition se manifestât, mais elle ne le faisait pas. Nous ne pouvions pas aussi librement débattre au parlement. Nous faisions comme s'il y avait une opposition, là où il n'en existait pas. Ainsi, nous nous décidions à l'autoriser. Depuis lors, nous avons un parti légalement reconnu. Les élections dans le pays se font parmi les membres de ce parti. Depuis, nous avons eu de véritables élections. Lors des premières élections, j'ai perdu une partie de mes ministres d'Etat – lors des secondes élections, nous n'en avons perdu aucun, mais nous avons perdu un nombre important de députés. Et nous avons des débats parlementaires ; nous ne parvenons pas parfois à faire passer les projets de loi, puisqu'il arrive que, dans un système monopartite, les députés d'arrière-ban se comportent comme des opposants.

- Etes-vous sûr de pouvoir contrôler la bureaucratisation, la corruption et l'arrogance.

- Oh, non ! La bureaucratie est l'un des plus grands fléaux. Bureaucratie, incapacité, arrogance. Je ne crois pas que le multipartisme en soit nécessairement la solution. Il y a des pays ayant plusieurs partis, où les gens sont très bureaucratiques et très présomptueux et très incapables. Nous avons donc là un problème. Mais, je dois reconnaitre, lorsqu'on se promène en Tanzanie, hormis la bureaucratie et l'incapacité, je pense que nous n'avons pas de problème avec l'arrogance. Les Tanzaniens sont en train d'atteindre la simplicité.

- Vous êtes l'un des chefs d'état les moins payés au monde. Combien gagne un haut fonctionnaire en Tanzanie ?

- Les salaires sont bas en Tanzanie. Je n'ai pas le salaire le plus élevé en Tanzanie, mais c'est plutôt le gouverneur de la banque centrale. Il reçoit 56.000 Schillings par an. Essayez de le convertir en Deutsche Mark. Cela correspond globalement à 28.000 DM environs. C'est le salaire avant impôt le plus élevé en Tanzanie. D'une certaine manière, je reçois effectivement beaucoup plus, car mon salaire n'est pas imposé. Sur le bulletin, je gagne beaucoup moins, mais en réalité je reçois plus, puisque mon salaire n'est pas imposé, et je vis dans une maison que l'Etat m'a octroyée, lui non.

- Les arts doivent revêtir une importance majeure dans le socialisme tanzanien, disiez-vous. Avez-vous l'intention de favoriser une sorte de réalisme social dans la peinture et la littérature, ou bien les arts en Tanzanie seront-ils entièrement libres ?

- Les arts doivent être libres. Or, lorsqu'on dit « libres », qu'entend-t-on en fait par-là ? Aucune société n'est libre à tel point qu'il n'y ait en elle aucune contrainte, aucune restriction. Lorsqu'un artiste décide d'affectionner la nudité, nous dirions « non ! » ; nous le refuserions. La société tanzanienne est souvent très puritaine. Nous sommes très pudiques. Lorsqu'un artiste choisit de faire des corps nus son affaire, pour avoir le sentiment de pouvoir s'exprimer librement, nous lui prierions de ne pas chercher à le faire – il y a donc certaines limites. Dans tous les autres domaines, il serait évidemment entièrement libre.

- Il y a une campagne en Tanzanie contre les tenues indécentes. Cette campagne avait-elle des motivations religieuses ?

- Aucune motivation religieuse, mais purement culturelle. Et là aussi, on peut se demander s'il y a vraiment une quelconque société au monde où les gens peuvent s'habiller comme ils veulent ? Quelle est la situation en Allemagne ?

- En Allemagne, c'est possible. Nous avons atteint enfin cette liberté. Pendant le national-socialisme, on nous dictait ce qu'on devait porter ou non.

- N'existe-t-il pas chez vous ce qu'on appelle « tenue indécente » ?

- Non. Pas en tant que délit pour punir quelqu'un. Ni les hippies, ni les artistes ne sont emprisonnés pour de supposées « indécences », comme ce fut le cas durant le Troisième Reich ou en Portugal.

- Oui, mais, en réalité, je pense que ce comportement est une contre-réaction, ne croyez-vous pas ? Pour le justifier, vous devez vous référez à l'exemple d'Hitler ; lorsqu'une opinion remonte aussi loin, jusqu'à une attitude comme celle d'Hitler, alors il arrive qu'il revienne à une posture négative. De cette façon, un choc peut rétablir l'équilibre. D'autre part, il ne sert à rien de s'en contenter. Je constate donc qu'en Allemagne, vous êtes passés d'Hitler à la liberté, celle que nous ne pouvons pas comprendre en Tanzanie. Vous pouvez défendre ce point de vue en Allemagne, en disant : voyez, voyez, dès que vous commencez à contrôler, vous finirez par Hitler. Laissez aux gens leur liberté. – Par contre, ici, nous ne pourrions pas l'argumenter de cette façon.

Mais, comme je l'ai déjà dit, dans chaque société, le présent surgit du passé de la société en question, et je voudrais prendre en compte la société allemande contemporaine ainsi que certains faits, que je n'arrive pas à comprendre ; je m'efforcerais donc de les comprendre par une meilleure compréhension de leur évolution. Mais … la société humaine est régie par des contraintes. Non seulement par la liberté. Et le fait que mon propre combat pour la liberté me fût imposé par des gens de l'extérieur, ne peut pas me détourner d'une alternative de la société humaine. Nous fixons – sans cesse – les limites de notre liberté.

C'est une partie intégrante de la société humaine. Et il n'y a pas de société humaine, là où on commence par dire : C'est mon affaire personnelle ! – Ce n'est pas votre affaire personnelle ; c'est l'affaire de la société toute entière. Et il n'y a rien qui puisse être votre affaire personnelle. Une communauté humaine reste une communauté humaine, et le comportement humain est l'affaire de tout un chacun.

- J'ai lu dans le journal quotidien que les criminels en Tanzanie sont condamnés au châtiment corporel. Cela m'a beaucoup touché. Le châtiment corporel me semble être le signe même de l'esclavage et du colonialisme. Il y a un siècle – et plus – on a battu à mort des Africains, par exemple, au Brésil.

- Nous avons aboli le châtiment corporel, en Tanzanie. Je disais au préalable qu'une jeune société commence souvent par être d'abord très puritaine, et ensuite les vols et tout le reste sont considérés comme étant très néfastes. Par conséquent, nous avions légalisés le châtiment corporel, mais au fait, juste après cela, nous sommes revenus pour nous y opposer. C'était très difficile de s'en débarrasser. A l'assemblée nationale, la tentative d'abolir le châtiment corporel a une fois échoué. Le parlement s'y est opposé. Nous avons insisté et il fut supprimé. Nous ne condamnons plus personne au châtiment corporel.

- La peine prononcée contre les militaires insurgés en 1964 est très légère. Je pense que la peine maximum était de 14 ans. C'est pourquoi, vous avez subi des critiques. Vous disiez : « L'intransigeance de la loi est le fondement de la liberté et l'égalité de nos citoyens. » D'autre part, vous devez aussi avoir la possibilité d'emprisonner, sans limite de temps, toute personne menaçant la sécurité de l'Etat. Une telle disposition existe-t-elle ?

- Oui

- Mais, cela ne constitue-t-il pas une soi-disant détention sans procès (« *detention without trial* »), telle qu'elle est justement appliquée dans des régimes non socialistes et racistes ?

- Cela reste encore un problème de restriction des libertés. Qu'en faites-vous ? Supposons que je serais profondément convaincu que vous constituerez une menace pour la sécurité de la Tanzanie ; je serais également persuadé que si je vous aurais traduit en justice, vous seriez libre, puisque les tribunaux en Tanzanie sont généralement ce qu'ils sont.

- Je vous serais reconnaissant de pouvoir publier cette interview auparavant.

- Supposons que je serais absolument certain que vous représentez une menace pour le pays et que vous resteriez une menace pour le pays, si je vous aurais traduit en justice – vous auriez les meilleurs avocats pour assurer votre défense – je suis sûr que vous seriez libéré. J'aurais le sentiment que nous serions irresponsables, si nous vous libérions. Nous avons le pouvoir de l'empêcher ; dans une certaine mesure, nous déléguons ce pouvoir au chef de l'Etat. Il vous enfermera et empêchera que vous constituiez une menace pour le pays.

- Mais, il ne fixera pas le temps que je devrais rester en prison ?

- Oui, il y a, à ce sujet, une commission. Je pense qu'aujourd'hui, après votre visite, je recevrai le président de cette commission, pour m'entretenir avec lui sur quelques détenus que nous avons dans nos prisons. Nous sommes face à un dilemme. Que devons-nous faire ? Nous en sommes conscients. Nous pensions que nous devrions laisser la gestion du pouvoir intégral au chef de l'Etat. Ce pouvoir est sans restriction, en ce sens qu'il n'est pas identique au pouvoir des juridictions légales. Ces dernières exercent une responsabilité différente de celle du chef de l'Etat. Toutes les deux responsabilités sont légales.

- La Tanzanie a-t-elle besoin d'investissements étrangers ?

- Nous avons toujours besoin de capitaux étrangers. Mais de quelle manière et dans quelles conditions ? Nous sommes un pays très pauvre et, pour nous développer, nous avons évidemment besoin d'autant de moyens que nous pouvons en disposer, aussi bien les investissements que le savoir-faire technologique de l'étranger. Les conditions d'obtention des investissements étrangers sont un problème qui nous préoccupe. Honnêtement, nous estimons qu'il y a certaines formes d'investissements étrangers que nous ne pouvons pas accepter ; dans le pays, nous n'accordons, par exemple, que très rarement une liberté totale aux investissements capitalistes.

Lorsqu'il s'agit d'un investissement important, nous souhaitons généralement y contribuer, très souvent par une participation majoritaire. Etant donné que nous ne concevons pas le développement comme étant le seul développement matériel. Nous devons être protégés des implications sociales. Mais l'investissement capitaliste est ce qu'il est. C'est dans sa nature de faire du profit, un maximum de profit, et parfois les méthodes utilisées pour y arriver ne nous conviennent pas, et c'est pourquoi nous sommes prudents.

- Lorsque la Tanzanie a eu son indépendance en 1961, les moyens de production les plus importants ont été nationalisés. Aviez-vous, par conséquent, des difficultés pour obtenir des crédits auprès de la Banque mondiale etc. ?

- Nous avons toujours eu des difficultés à accéder aux fonds, et je pense qu'il est aussi vrai que les mesures que nous avions prises ont limité et compliqué nos possibilités d'obtenir des financements de l'extérieur. Mais, nous avons constaté que nous les obtenons, malgré tout. Je ne suis pas certain que nous obtenons maintenant moins de fonds qu'avant les nationalisations. Nous avons des financements de la Banque mondiale, des pays amis et partenaires. Certes, nous n'en obtenons pas suffisamment, mais nous pensons que c'est le type de crédit qu'il nous faut.

- Il y avait des difficultés entre la République Fédérale d'Allemagne et la Tanzanie.

- En réalité, nous faisions partie des victimes de la doctrine Hallstein. Mais, maintenant, c'est de l'histoire ancienne.

- Le Général Amin de l'Ouganda est invité en Tanzanie. Quelle sera la base de discussion avec lui ?

- Je ne pense que nous aurions à discuter de quelque chose de spécial. Il est un fait avéré que l'Ouganda et nous, nous ne nous sommes pas vus depuis longtemps et je présume qu'il y a un besoin de discuter sur la direction que nous devons prendre pour progresser. Mais nous sommes tous les deux membres de la communauté de l'Afrique de l'Est, et je suis sûr que si nous devrions nous rencontrer, nous discuterions de certains problèmes de la Communauté de l'Afrique orientale, mais rien de particulier.

- Lors de la journée des Nations Unies, vous avez écrit : les Nations Unies auraient pu être améliorées et affinées ; elles auraient pu, au besoin, être restructurées. Quelles devraient être ces nouvelles structures?

- Tout d'abord, lorsque les Nations Unies ont été mises sur pied immédiatement après la Seconde guerre mondiale, un nombre important de pays qui en sont aujourd'hui membres n'avait pas encore vu le jour. Nous étions encore des colonies. Les fondateurs ont créés les Nations Unies en tant qu'instrument dont le contrôlé devrait être assuré par les vainqueurs de la Deuxième guerre mondiale. Ils pensaient que cette décision serait appropriée au sortir de la guerre. Ils avaient gagné. Leur objectif était d'amener les Nations Unies à prévenir la guerre, et les vainqueurs estimaient que ce but visé devrait être un outil sous leur contrôle. Aujourd'hui, plusieurs d'entre nous sentent que la situation a changé. Si l'on veut réellement que les Nations Unies jouent le rôle qui leur est dévolu, c'est-à-dire, être notamment universel, on doit alors respecter cette universalité. Si on ne le fait pas, les Nations Unies resteront un outil entre les mains des grandes puissances, et nous pensons que cela est contraire à sa mission. L'une des premières mesures à prendre est, par conséquent, la création d'une base démocratique au sein des Nations Unies ; et cela revient à donner plus de pouvoir à l'assemblée générale, car nous y sommes tous représentés. Et lorsque nous commencions à examiner les fonctions du droit de veto, nous nous demandions ce que cela signifie, en fait. Si cela veut dire réellement, que seuls quelques pays ont le pouvoir de décider, cinq, dont l'un est la Chine avec 800 millions d'habitants, c'est exact, mais malgré tout, ce sont cinq pays qui peuvent tout bloquer et décider de ce qu'il adviendra. Je pense que c'est le changement le plus important qui devrait être effectué, afin que les Nations Unies puissent refléter les mutations qui se sont produites depuis sa création.

- Est-ce le seul changement que vous souhaitez ?

- C'est le plus important.

- La capitale de la Tanzanie doit être transférée à Dodoma. Quels sont les plans d'une nouvelle capitale moderne du socialisme africain ? Quels sont les horreurs de l'architecture moderne que vous voudrez éviter pour la capitale Dodoma ?

- Je ne le sais pas. Nous verrons comment cela peut se faire. Nous avons quelques idées sur l'aspect que devrait avoir notre capitale, mais nous devons encore les parfaire. En principe, nous voudrions placer la capitale au centre du pays.

- On rapporte que vous vous rendez souvent dans votre ville natale à Butiama, pour y travailler avec les agriculteurs et collecter les plantes médicinales de la région.

- Je ne collecte aucune plante médicinale. Franchement, ce n'est pas vrai. Je me rends occasionnellement à Butiama, parce que j'ai besoin de temps en temps de repos, et je trouve qu'il est plus facile de me reposer à Butiama qu'ailleurs. Et aussi parce qu'on se repose, lorsqu'on change d'activité ; par conséquent, je trouve qu'il est plus facile d'effectuer un travail physique dans ma ville natale plutôt qu'ailleurs. Je m'intéresse à la botanique. Les gens me voient parfois demander le nom d'une plante, et ils pensent ensuite que je collecte des herbes. Ce n'est pas la vérité. Je m'intéresse simplement aux noms des plantes – pas plus.

La République Unie de Tanzanie est composée de deux entités étatiques : l'archipel appelé Zanzibar, dont la fausse légende, selon laquelle il aurait été échangé une fois en tant que possession allemande contre le Helgoland, subsiste encore – et la terre ferme, l'ancien Tanganyika. Ce dernier fut toutefois repris par l'Empire germanique, suite aux douteux contrats de protection signés avec Dr. Carl Peters, après une révolte des populations côtières en 1891. Vingt-cinq ans plus tard, les Royaumes Unis ont occupé la capitale Dar-es-Salam.

Depuis 1922, il y a un accord de mandat entre l'Espagne et la Société des Nations, au sujet du Tanganyika.

Dans la même année, Julius K. Nyerere est né à Butiama, comme fils du chef de tribu des Wazanaki. Nyerere a suivi une formation d'enseignant, et a fréquenté à l'âge de 21 ans l'Université d'Edinburg, qu'il quitta en 1951 avec le grade de « Master of Arts ».

En 1954, il fonda le parti qui reste jusqu'ici le seul parti de la Tanzanie, la TANU.

En 1958/59, se sont déroulées les premières élections.

Un an plus tard, Nyerere devint successivement ministre, premier ministre, sous la tutelle du gouverneur anglais, et, le 09.12.1961, le Tanganyika obtint l'indépendance et fut proclamé république l'année suivante, avec Nyerere comme premier président.

En janvier 1964, une révolution éclata dans l'île voisine Zanzibar. Au cours du même mois, une mutinerie de l'armée se déclencha sur la terre ferme. De façon inattendue, Nyerere déclare l'union politique de Zanzibar et du Tanganyika, sous sa présidence.

Le mot « Tanzanie » nouvellement créé, primé lors d'un concours, est employé pour dénommer la République Unie.

En 1966, les étudiants refusent de renoncer aux privilèges financiers et sociaux au service d'un Etat socialiste. Dans un discours spontané et enregistré par la CIA, Nyerere fustige les privilèges et le salaire élevé de la classe dirigeante et des intellectuels du pays. Il réduit sa rémunération d'un cinquième.

En 1972, le chef du gouvernement de Zanzibar, Karume, dont les méthodes de gouvernance dictatoriales ont préoccupé la presse internationale, fut assassiné.

En 1972, l'interdiction d'importer des voitures particulières à des fins privées sur la terre ferme entre en vigueur.

La République Fédérale d'Allemagne, qui avait pris en charge la formation de l'armée, après l'indépendance, retira cependant ses cadres en réponse à la création d'un consulat de la RDA ; la compagnie d'assurance fédérale et parapublique HERMES déclina les garanties commerciales.

Aujourd'hui, l'armée tanzanienne est conseillée par les Chinois.

La République populaire de Chine construit également le chemin de fer déjà prévu par Dr. Carl Peters entre la Tanzanie et la Zambie – après que les nations occidentales industrialisées aient décliné leur participation. La présence de la flotte US dans l'Océan Indien et les livraisons d'armes des soviétiques à l'imprévisible Général Amin de l'Ouganda doivent, je le suppose, inquiéter la politique d'intégration de la Tanzanie en Afrique orientale.

La Tanzanie a 14 millions d'habitants.

Interview avec le président du Sénégal, le poète Léopold Sédar Senghor

[Février 1974]

Hubert Fichte : A travers votre poésie, Monsieur le président, l'Afrique a une nouvelle voix, depuis trente ans. Votre voix a retentit dans le monde entier, parce que vous vous exprimez en français. D'autre part, vous avez fait l'éloge, à plusieurs reprises, du rythme et de la plasticité de votre langue maternelle, le sérère. Pourquoi avez-vous choisi le français ?

Léopold Sédar Senghor : je voudrais dire que je n'avais pas d'autre choix. Vous savez, on n'existe pas comme quelque chose d'abstrait. Chacun d'entre nous est né dans un continent, une nation, un environnement – pour user d'une expression à la mode. A l'âge de sept ans, j'ai commencé à apprendre le français. Jusqu'à ce moment, je ne parlais que ma langue maternelle, le sérère. Puisque j'étais un bon élève, je m'efforçais de pénétrer la nature même de la langue française. Ce qui me plaisait au tout début dans la langue française, c'était cette sorte de musicalité, et le fait, par exemple, qu'il existe des nasalisations en français. Il y a un jeu subtil de voyelles. J'étais envouté par la sensualité de la langue française, et je commençais lentement à déchiffrer ses plus fines ramifications, à maitriser réellement la langue.

Jusqu'à l'âge de sept ans, j'ai vécu à la campagne, car mon père était un grand propriétaire terrien, qui se sentait très lié au paysage et à la société des Sérères. Jusqu'à sa mort, il a refusé la nationalité française, bien qu'elle lui ait été proposée. Et, si vous voulez, je me sens encore aujourd'hui très attaché aux traditions paternelles.

Parmi les compositeurs européens, j'apprécie particulièrement les classiques du dix-septième et du dix-huitième siècle. A mon avis, Mozart est le plus grand compositeur. Je l'assimile à l'idée du bonheur. Néanmoins, les plus belles chansons sont pour moi celles de la cour royale du Sine.

Ma conception de la négritude, de la culture du Négro-africain, s'est développée lorsque j'étais au collège Liebermann à Dakar. J'étais en quelque sorte le secrétaire général des élèves contestataires, révolutionnaires, ce qui d'ailleurs fut à l'origine de mon exclusion en classe de troisième. Je protestais contre le directeur qui nous disait que nous n'avions pas de civilisation ici au Sénégal. Et je devais m'imaginer la maison de mon père ; je me souviens des jours où il reçut les rois de Sine. Les échanges de politesse ! Cette culture de la courtoisie et du respect. Je pourrais ainsi dire que la moitié de ma poésie, je la dois au paysage de mon origine africaine.

Mais j'écris en français, parce que le français, en tant que langue, est devenu une évidence pour moi, et naturellement je pense en français. Et je dois par ailleurs avouer que les Pères du Saint-Esprit, nos professeurs, ont su tellement dompter nos esprits que je réfléchissais déjà en français, au bout de deux ans. Je ne réfléchissais plus en sérère.

En réalité, je pense que toutes les grandes civilisations sont des civilisations du métissage culturel. Il y a un besoin de complémentarité par la différence. Cette complémentarité, qui me permet d'affirmer mes contradictions et de les surmonter, existe entre mon héritage sérère et mon éducation française.

- Ce matériau linguistique, ce contenu mental qui, pour reprendre Gottfried Benn, rencontre le poète comme l'eau de mer qui s'infiltre dans l'infusoire – est-il un fleuve africain ou français ?

- Non, un fleuve africain qui s'exprime en français.

- Je pense que le lecteur peut le démontrer. Nous entendons un français élargi par d'autres structures inconnues. Le français en acquiert une nouvelle dimension. Avez-vous la version africaine en sérère ?

- Malheureusement, non. Mais j'ai en ma possession une collection de chansons sérères que j'ai traduites, si bien que je suis imprégné des images des Sérères.

- La parole d'un homme d'Etat est stratégique. Celle du poète moderne est souvent explosive, c'est une parole dénudée de toute étiquette. Comment conciliez-vous ces deux fonctions ?

- Il y a généralement des situations banales, par exemple, lorsque je prononce un discours pour recevoir un chef d'Etat. C'est, si vous voulez, une occasion purement politique ? Ou bien j'inaugure un barrage. C'est quelque chose de technique, et je l'aborde dans un langage direct. Mais, il y a aussi un autre discours, lorsque j'inaugure, par exemple, une exposition d'art ou quand je m'adresse à mon parti. Là, il s'agit d'un discours d'une langue à une autre. Ce sont les sentiments et non les connaissances qui doivent être exprimés. Vous remarquerez qu'en de telles occasions le style est plus rythmé et imagé. Parfois, je suis l'homme d'Etat, parfois, si vous voulez, le poète qui s'adresse aussi au public, puisque la politique doit venir de l'âme, lorsque je m'adresse aux Africains.

- Trente-trois pour cent de votre budget sont destinés à l'éducation et à la formation. Entreprenez-vous ces efforts extraordinaires surtout en faveur de l'éducation des enfants ? N'y voyez-vous aucun danger ?

- Nous investissons essentiellement sur la qualité, beaucoup moins sur la quantité de l'Homme. On doit former des citoyens plus compétents, et c'est la raison pour laquelle nous avons un système scolaire, dans lequel les matières scientifiques sont compensées par celles littéraires. Les mathématiques constituent la première priorité. Nous devons nous exercer à l'abstraction. Les langues étrangères sont la seconde priorité. Les langues modernes, outre le français. Une langue germanique est obligatoire, en tant que seconde langue. Anglais ou allemand. Nous encourageons surtout l'enseignement de l'allemand, mais aussi des langues classiques. Nous avons conservé, d'une manière beaucoup plus large qu'en France, le latin ainsi que le grec et l'arabe classique.

- Dans votre discours « Néo-esclavagisme et seconde guerre d'indépendance » du 23 juillet 1973, vous dénonciez à juste titre tout paternalisme raciste de la part de l'Europe. Au Sénégal, il y a une grande liberté de la presse. Même le magazine « Harakiri » de Paris peut y être distribué – les milieux de l'opposition publient un bulletin dans l'une des langues du pays, en wolof. Le Sénégal ne donne pas vraiment l'impression d'un Etat policier. Un jeune policier m'a assuré que les instruments de torture provenant, en partie, de l'époque coloniale, auraient été détruits. L'ambassade de la République Fédérale d'Allemagne m'a informé que l'emprisonnement de l'ancien premier ministre Dia, qui tentait un coup d'Etat, a été transformé en une sorte de résidence surveillée. Pourtant, j'ai lu dans le journal « Le Soleil » du 22 janvier 1974, qu'un accusé se plaint d'avoir été battu pendant l'interrogatoire. S'agissait-il d'une exception ou est-ce la règle dans votre pays ?

- je peux vous dire que s'il fournit les preuves qu'il a été battu, les auteurs seront punis. Car, la torture n'existe pas chez nous. Je peux vous donner un autre exemple : un étudiant s'est suicidé l'année dernière (en prison). Mes camarades, les socialistes français, m'ont photographié à côté du président Pompidou, et ont écrit : « Le poète-assassin ! » Et je dis que c'est du racisme ! Car, ce même weekend, trois suicides se sont produits dans les prisons françaises, et je leur dis : Il y a des personnes dans les pays européens qui sont poursuivis, parce qu'ils appartiennent à une autre race, à une autre religion. Ce sont des Européens comme vous, ils font partie de la communauté européenne, et vous ne vous adressez pas au premier ministre, à leur sujet. Essayez ! Je dis que c'est du racisme.

Mes camarades socialistes (en Europe) me font le reproche que je ne pense que par et pour moi-même. La réforme que j'ai mise en œuvre, lorsque j'ai nationalisé 95 pourcent des terres, un gouvernement communiste en France ne l'aurait pas fait.

On pense que nous vivons dans un Etat policier. Savez-vous combien de prisonniers politiques y-a-t-il au Sénégal ? Dix-sept. Je les libérerai tous le jour de la fête nationale (le 4 avril).

Si l'on commet un coup d'Etat en Afrique et que l'on échoue, alors celui qui est au pouvoir vous fait fusiller. J'ai empêché que Monsieur Mamadou Dia et les autres soient condamnés à mort, puisque j'ai considéré qu'ils n'avaient pas versé de sang et ne méritaient donc pas la peine de mort. Et j'ai fait pression sur les membres de la Cour suprême, afin qu'aucune condamnation à mort ne soit prononcée contre eux.

Je ne veux pas dire par là que nous serions des saints. Non, en aucun cas, pas du tout. Les Sénégalais sont ouverts ; ils réussissent avec beaucoup d'aisance aux examens dans les mêmes conditions que les Français. D'accord. Cependant, nous n'avons pas encore le sens de la responsabilité et de la conscience professionnelle. Mais, comme le disait un enseignant français à Dakar : il a fallu trois générations après la révolution française, jusqu'à ce que les sans-culottes développent le sens de la responsabilité. Pour notre part, c'est difficile. Nous faisons des progrès, et pourtant nous sommes rejetés. Cela ne doit pas nous décourager.

- Lorsque vous êtes venus en 1968 en France, pour la remise du Prix de la paix des libraires allemands, les étudiants ont protesté. Un tel accueil d'un chef d'Etat africain en République Fédérale d'Allemagne a suscité de l'indignation et de l'amertume en Afrique noire. On pensait y reconnaitre une nouvelle tendance raciste de la jeunesse allemande.

- Non, cela n'a aucun sens. Les mouvements de gauche sont un peu partout. Voyez-vous, notre conflit avec les partis de gauche en Europe s'explique par le fait qu'ils voudraient que l'on devienne leurs élèves. Ils ne voudraient pas que nous réfléchissons par et pour nous-mêmes.

J'ai toujours été révolutionnaire. En tant que catholique, j'étais révolutionnaire et on m'a exclu du séminaire. En tant que socialiste, j'étais aussi révolutionnaire : j'ai dit que le programme du parti socialiste français ne traduit pas nos préoccupations. J'étais à l'époque dans le comité directeur du parti socialiste français, et j'ai exprimé notre volonté de fonder un parti socialiste sénégalais. Nous tenons à réfléchir par et pour nous-mêmes.

- Pendant la Seconde guerre mondiale, vous faisiez partie de la résistance. Vous avez été emprisonné et déporté dans les camps de concentration allemands.

- Après deux ans d'emprisonnement, je parlais mieux couramment l'allemand que l'anglais, mais pendant ces vingt-sept dernières années…J'ai appris l'allemand de façon relativement simple, et je l'ai aussi facilement oublié. J'ai lu Heine: *Nach Frankreich zogen zwei Grenadier', / Die waren in Rußland gefangen. / Und als sie kamen ins deutsche Quartier, / Sie ließen die Köpfe hangen.* [Deux vieux grenadiers revenaient jadis / des froides prisons de Russie, / et, vers la France hâtant leur retour, / marchaient inquiets et sombres.]

J'ai été très influencé par Goethe, Leo Frobenius, le compte Hermann von Keyserling. Même pendant ma captivité, je n'ai pas haï les Allemands – en aucun cas.

[Mercredi, le 2.6.1976]

- Lorsque nous nous entretenions en 1974, les pays du Sahel étaient touchés par l'une des pires famines. Vous avez rapidement sollicité des opérations de secours et des programmes à long terme auprès des organisations internationales, ainsi que de Monsieur Waldheim. Que s'est-il passé entre-temps ? La famine sévit-elle encore aujourd'hui au Sénégal ?

- Ce n'est qu'au Tchad, où la famine existe dans des proportions considérables, et seulement aussi en raison des difficultés de transport, puisque des pays amis comme la République Fédérale d'Allemagne et les organisations humanitaires internationales ont fait preuve de solidarité, en octroyant effectivement des dons.

A long terme, il s'agit essentiellement de deux processus : nos fleuves doivent être pourvus de barrages, et des arbres doivent être plantés. L'OMVS, l'Organisation pour la Mise en Valeur du fleuve Sénégal, prévoit cinq grands barrages pour le fleuve Sénégal et ses affluents ; et nous Sénégalais, nous avons nous-mêmes un projet de construction de cinq petits barrages en Casamance. D'ici l'an 2000 donc, dix barrages nous permettront d'irriguer 500.000 hectares.

Ces 500.000 hectares de terres arables irriguées nous apporteront plus de rendements que nos deux millions d'hectares qui dépendent de la pluviométrie. Nous tenons ainsi à pallier cette difficulté à long terme.

- Le problème de la faim est-il donc aujourd'hui résolu au Sénégal – tout comme à l'avenir, même si de nouvelles sécheresses devraient se produire ?

- Beaucoup de pays du Tiers-monde sont moins bien nantis que le Sénégal. Comme vous le savez, le Sénégal est la plus ancienne colonie française, et nous avons commencé, bien avant l'indépendance, à élaborer un plan de développement économique et social à long terme. A la veille de notre indépendance, nous avions 100 Dollars de revenu annuel par habitant – quinze ans plus tard, 1975, il était de 300 Dollars, et nous espérons atteindre 600 Dollars d'ici l'an 2000, et entrer ainsi dans la civilisation industrielle.

- Vous avez augmenté le budget de la défense et réduit ceux de la culture et de l'éducation. Pourquoi ?

- Dans les pays industrialisés, en République Fédérale, en France, en Grande Bretagne, ainsi qu'aux Etats-Unis et en URSS, le budget de l'éducation, la formation et la culture est de l'ordre de 20 à 25 pourcent. Chez nous, cela a augmenté jusqu'à 33 pourcent. C'était excessif. Nous avons diminué le pourcentage à 27 pourcent, nous figurons malgré tout parmi les pays qui consacrent le pourcentage le plus élevé de leur budget à l'éducation, la formation et la culture. Les moyens n'ont pas tant diminué, puisque notre budget a globalement connu une hausse. Nous voulons éviter les gaspillages. Nous mettrons nos programmes en œuvre et nous procéderons de manière plus économique. Nous utiliserons, par exemple, les matériaux locaux de construction.

Par ailleurs, nous avons constaté que pour ce qui concerne la défense nationale, nous sommes moins bien équipés que nos voisins en artillerie, force aérienne, fusées. Nous n'y consacrons que 12 pourcent de notre budget, nos voisins en sont à plus de 20 pourcent. Nous avons l'intention de rehausser notre budget de défense à 12 et ensuite à 16 pourcent. Je pense que cela suffira, et nous serons tout aussi bien équipés que nos voisins, car notre budget global est plus élevé.

- Vous ne vous sentez donc pas particulièrement menacés ?

- Chacun, en Afrique, est actuellement menacé. Nous avons vu des troupes étrangères intervenir dans des affaires internes, dans des conflits politiques. Nous avons vu des troupes étrangères conquérir un pays en Afrique. Concrètement, nous sommes tous menacés. Nous les Sénégalais, nous avons une tradition guerrière. Il n'est pas question que nous cédions à une menace étrangère, quelle qu'elle puise toujours être, nous lui ferons face et nous nous battrons.

- On peut observer dans le monde entier une vague de violence, surtout parmi les « damnés de la terre ». Cette violence est provoquée, d'une part, par une impudique ostentation des biens de consommation, à travers le tourisme et ainsi de suite, d'autre part (les nouveaux résultats de recherche semblent le confirmer), par une focalisation abrasive sur la violence dans les médias. Comment se fait-il que le Sénégal ne succombe pas à cette criminalisation au niveau international ?

- J'ai lu, il y a quelques jours, un rapport sur la criminalité au Sénégal et j'ai pu constater qu'elle est vraiment très insignifiante ; même en ce qui concerne les zones urbaines de Dakar, avec 700.000 habitants, l'indice de la criminalité reste très en dessous des taux des secteurs urbains similaires dans les pays industrialisés. Nous nous sommes assurés, aussitôt après l'indépendance, de mettre en place une censure cinématographique très stricte. Nous avons interdit en premier lieu la violence dans la vie civile, non pas la violence de la guerre, en second lieu les drogues, et en troisième lieu la pornographie.

- Je voudrais conclure avec une question difficile : l'engagement d'un poète est différent de celui d'un homme politique. Un chef d'Etat doit prendre des décisions cruciales, à travers lesquelles le poète engage la langue du désespoir. Il y a dans la poésie une éthique qui s'applique à chaque vers, à chaque mot. Je sais à quel point vous êtes tolérant, et combien la société sénégalaise est humaine.

A Dakar, des razzias ont lieu régulièrement, afin d'épargner aux touristes et aux éminents visiteurs le spectacle des mendiants et des lépreux. Ne pensez-vous pas, poète de l'humanisme africain, que le spectacle de la misère pourrait être quelque chose de très utile aux touristes et aux hommes politiques ?

- Si j'étais persuadé que les mendiants, les petits cireurs de chaussures seraient une bonne chose, je n'aurais pris aucune décision d'interdiction. Il y a un problème fondamental, d'ordre éthique, et à ce sujet le poète et l'homme politique sont en accord : je me sens humilié en tant que Négro-africain. La mendicité n'existait pas dans la société traditionnelle négro-africaine. Car, chacun travaillait, le malade mental reste auprès de sa famille. Les malades sont soignés. Une femme atteinte de déficiences physiques n'était pas offensée par son époux.

La mendicité nous a donc été apportée par les civilisations du Nord, la civilisation méditerranéenne, la civilisation européenne. Et nous devons la combattre. Les razzias n'en sont que l'aspect extérieur, l'aspect européen du problème. Nous avons pris des dispositions concernant les malades mentaux. Ils sont soignés dans des villages psychiatriques, où ils séjournent avec leurs familles. J'ai donné des instructions fermes pour la création d'un centre culturel à la clinique psychiatrique de Fann. Les malades mentaux y seront traités, non pas en étant enfermés et en recevant des raclées, mais plutôt grâce à l'art, la musique et la danse.

De même, le problème des mendiants ne peut être résolu que par la rééducation, la mise en place de structures de rééducation. J'en ai parlé au ministre de l'intérieur. Nous sommes obligés d'agir par la répression, mais je lui disais que les crédits pour la construction des écoles de rééducation doivent être débloqués. C'est là que réside le problème. Il n'y a aucune contradiction entre les opinions du poète et celles du chef d'Etat. Nous avons le devoir de retrouver notre dignité africaine.

Afrique

10 décembre 1984 au 28 février 1985

Dakar

10 / 12 / 84

Arrivée à l'aéroport de Dakar.

L'odeur est plus faible.

Celle que j'ai sentie la première fois à l'escale pour Rio.

Toujours la lumière.

Lumière de Concorde.

Et l'asphalte bosselée.

L'odeur est plus faible.

Fait-il plus frais en ce moment que ça sente différent, ou bien mes nerfs olfactifs ont-ils faibli ?

S'il en est ainsi, tout me semblera plus faible.

Mais comment puis-je le constater?

Comment puis-je trouver un paramètre pour mesurer mes impressions d'autre fois avec la force de mes impressions d'aujourd'hui?

Un bel homme.

Les grands hommes.

Les mouvements.

Ils ont l'air plus polis.

L'homme malhonnête avec le panneau de Méridien.

Nous comprenons que nous connaissons le Méridien depuis son ouverture.

Toutes les chambres se ressemblent.

Bois échangé contre du plastique.

La salle de bain un peu mal entretenue.

Mais comme toujours une belle pièce.

Des murs en tessons de verre.

Une favela s'est développée devant la fenêtre.

Des oiseaux.

A Othmarschen il n'y a plus d'oiseaux.

La chère nourriture.

Des chaises neuves.

Partout des gardiens.

12 Décembre 1984

Assane:

Je m'appelle Assane.

J'ai 27 ans.

Bambara.

Du Mali.

Je suis venu au Sénégal à l'âge de deux mois.

Mon père était chauffeur de camion.

J'ai fréquenté l'école élémentaire.

J'ai un enfant.

Je ne suis pas marié.

Mon père est décédé.

J'ai sept frères.

Et deux sœurs.

Je suis l’ainé.

Ma mère prend soin des petits.

Les femmes ici ne reçoivent pas de formation, elles ne vont pas travailler.

Les parents ne sont pas ici plus intellectuels que leurs enfants.

Les enfants sont plus intellectuels que les parents.

Beaucoup de femmes ne peuvent même pas écrire quelques lettres.

Je vais prochainement demander à mon patron quelques jours de congé pour aller en

Casamance.

Je suis un employé dans une société de gardiennage et de surveillance.

Je ne fais pas partie de l'hôtel.

Je ne reçois pas de l'hôtel de la nourriture.

Un ami me donne toujours clandestinement quelque chose, et je dois le manger rapidement en cachette.

Voudrais-tu boire de mon 7 Up?

Tiens, prends un peu de jus d'orange.

Je gagne 47 000 francs par mois.

Un sac de riz de 100 kg coûte 15.000 francs,

Chaque mois j'essaie d'acheter à ma mère un sac de riz.

Je suis Bambara.

Forgeron.

Et griot.

Chanteur pour ainsi dire.

Mon beau-père m'a jeté dehors.

Il n'est pas plus riche que moi.

Financièrement, nous sommes égaux.

Mon beau-père faisait du commerce de noix de cola. Il a fait faillite.

J'irai en Casamance et je lui rendrai visite et je lui dirai:

Je veux voir mon sang!

Mon enfant!

Je suis musulman.

Je lis tous les jours un livre sur la religion.

Je mange du porc et je bois de l'alcool.

Mais je ne fais rien avec les hommes.

Si j'avais de l'argent, j'irais en Libye chercher du travail.

Là-bas personne ne gagne moins de 100 000 francs.

C'est un petit livre avec les règles de base de l'Islam.

Ghaddafi est fort.

Il a quelques projets en Afrique.

12 / 12 / 84

En route pour Dakar. Les mauvais chauffeurs de taxi. Incroyablement pleins.

Sales. Ternes.

Seulement de mauvais visages.

Grouillant. Même les uniformes bleus ont l'air poussiéreux.

A l'entrée de Fann.

- Je veux aller voir Babacar Diop.

Un long silence.

- Alors, tu veux aller voir Babacar Diop.

Et il me laisse entrer.

Le panneau est le même que par le passé.

L'employé.

- Collignon est pour longtemps en Casamance.

- Dorès depuis longtemps à Paris.

- Babacar Diop est malade.

Madame Descat.

- Babacar est malade depuis un an.

- Il habite 300 mètres plus loin, il ne vient pas, mais il conserve tous les privilèges du directeur. Paralysant.

- Il revient des funérailles de Collomb, complètement défiguré.

- Depuis lors, de plus en plus de psychoses traitées neurologiquement plusieurs fois, il prétend qu'il s'agit d'une maladie neurologique.

En fait, il peut être bien traité dans tous les villages, N'doep ou quelque chose de ce genre.

Momar Guèye le remplace, mais ne veut pas être son successeur, car on pourrait alors dire qu'il a ensorcelé Babacar, et qu'il aurait lui-même un successeur qui l'ensorcellerait.

- La foi est si profonde.

-Lacan.

-Ils disent qu'ils auraient eu une analyse didactique chez Lacan.

Johnson. Diop.

En fait, ils ont probablement assisté à ses cours et ont eu quelques conversations avec lui, et cela fait alors une analyse didactique chez Lacan parce que c'est une bonne chose.

- Aussi bien Babacar que Johnson évitent de parler de l'analyse didactique.

- Actuellement, une orientation purement neurologique.

- Mais des pilules et des électrochocs.

- À peine plus d'électrochocs.

Colligoon chante alors les louanges de Collomb.

On devrait lire l'article.

Peut-être que les articles de Collomb disent quelque chose sur la situation de l'époque.

Tout change si vite en Afrique.

Plus de psychiatrie traditionnelle.

On veut aussi abolir le nom Pinth.

Pour certains guérisseurs, essayer de soigner à Fann était une expérience très humiliante.

Hérétiques.

Et là, certains Européens ont l'air très dubitatif.

Des malades sont encore présentés.

Mais cela dégénère alors en un battement général.

Les infirmières entre elles.

Les malades entre eux.

Diop était considéré par les infirmières comme quelqu'un de très superficiel.

Il ne s'est jamais sérieusement occupé des malades.

Sa maladie est probablement un complexe de culpabilité.

De nouvelles chaires. Trois peut-être.

Nguèye en occupera une.

Il n'y a plus de conversation.

Une infirmière disait à propos d'une malade lors une réunion:

Ici, ce sont des symptômes qui sont traités et rien de plus.

La maladie touchait des questions qui concernaient l'islam, le marabout, etc.

Et ce n'est pas un sujet à aborder.

Guèye est musulman.

Il suit les prescriptions de l'Islam. Surtout le Moujadim (?)(sic)

Diop a sans doute éloigné certains des pires et des plus rapaces, mais des mauvais, il y en a encore.

Il est lui-même musulman.

Toujours des hommes avec 30 enfants de trois femmes.

L'Islam interdit toute contraception.

Des femmes tellement épuisées par dix naissances qu'elles n'ont plus de lait.

Elle a installé à une femme un pessaire, et elle revint à elle et demanda qu'on l'enlève.

Le mari l'a immédiatement répudiée lorsqu'elle ne pouvait plus avoir d'enfants.

Très élevé taux de mortalité infantile.

La population augmente cependant.

Une faim si grande que des femmes de 1,72 pesant 35 kg sont admises à l'hôpital.

Les maladies mentales sont en hausse.

Des enfants malades mentaux.

Folie de puberté.

Les autres religions reculent.

Mercredi 13 / 12 / 84

Déjà on s'est habitué à tout.

Je ne trouve plus si affreux le trajet et les gens affamés.

Chez le directeur de l'hôpital.

Il parle d'une nouvelle construction.

Dantec et Fann doivent être fusionnés.

Un grand plan accroché au mur.

Un complexe est financé par la République Fédérale, un autre par le Japon.

Difficultés:

Des techniciens. Des pièces de rechange.

Descat:

Un rein artificiel est arrivé à Abidjan.

On a formé quelqu'un en Europe qui pouvait le manipuler.

Mais personne ne pouvait le réparer.

A Fann il y a une pénurie de papiers japonais pour effectuer une encéphalographie.

Descat:

Plus de chocs électriques dans le secteur des femmes.

Peut-être une série cette année.

Quand tout le reste a échoué. 3 à 5 des jours consécutifs.

Peut-être plus aucune, car les appareils sont tombés en panne.

En échange, terriblement beaucoup de Largactil, Halopéridol, Nozinan.

Et d'Anafranil comme antidépresseur.

Egalement, des tranquillisants :Sélestat, Tebestat, Valium.

Des expérimentations faites.

Par exemple avec l'Anafranil.

Et pendant un moment, seuls les dépressifs ont été traités avec l'anafranil.

Les entreprises envoient également des moyens compliqués et coûteux au traitement ambulatoire.

Ces remèdes, des échantillons des médecins, sont offerts, et dès que les gens arrêtent de les prendre parce qu'ils ne peuvent plus les acheter, il y a des rechutes.

Le traitement difficile des maladies cyclothymiques ne peut pas être effectué parce que les médicaments avec sels de lithium ne peuvent pas être achetés et que le traitement est associé à des prélèvements sanguins, etc. que les patients ne peuvent pas se permettre.

Le taux est de 3 à 5 000 CFA par mois.

Dans une clinique pour enfants 700 Fr par jour à Paris.

Descat vit dans la maison autrefois la plus belle de Dakar.

Construite par le ministre des finances.

Deux ascenseurs fonctionnaient il y a deux ans.

Aujourd'hui aucun.

18 étages.

Difficultés à faire monter des marchandises.

Le concierge s’en chargeait. 4-5 lots par étage.

Un jour, il a eu un battement cardiaque dans l'escalier.

L'escalier était sombre et sale.

Des lampes de poche pour sortir la nuit.

Babacar a deux appartements.

Lorsque Collomb est mort, probablement d'une intoxication médicamenteuse, en septembre 1979, Babacar a dû faire interner son oncle à l'hôpital. Il mourut et sa première femme aussi.

Babacar vivait maintenant avec sa seconde femme dans l’un des appartements, puis il fit venir de Saint-Louis la troisième et s'installa avec elle dans le troisième appartement.

Collignon fait tout pour ne pas être obligé de partir.

Il a dû partir il y a un an.

Il s'était enfermé dans son bureau et écrivait, correspondait.

Il avait peu de contact avec les malades.

Toujours seulement avec une infirmière.

Après onze ans, il ne parlait aucune langue africaine.

Lorsqu’il devait partir, il eut une furonculose.

Il l'a traitée, un furoncle partit, un autre le remplaça.

Pour lui, il s’agissait d’une infection virale.

Lice Tripet est en Suisse.

Elle a formé un psychiatre du Dahomey qui a soumis un garçon mentalement perturbé à un grand nombre de tests.

Finalement, une ponction lombaire devait être effectuée.

Le village psychiatrique de Ziguinchor fonctionne.

Badiane est toujours là.

Il a assez de médicaments pour ses besoins.

Parce que les villages psychiatriques n'ont[……] pas été.

Des diagnostics superficiels.

Un garçon de 16 ans qui a tué sa nièce âgée de 15 ans :

Hystérique-épileptique.

Collignon a beaucoup changé.

Aucun contact

Des livres seulement.

Une encyclopédie vivante.

Vit à Paris dans un cher appartement.

Et supposé être financé par un bailleur de fonds privé qui voulait des recherches pour lui-même, et c'est pourquoi il est maintenant dans le sud de la Casamance.

Il est revenu de Paris tout à fait courbé.

Lutte acharnée pour sa succession en Psychologie Africaine.

Fann n'avait plus rien à dire.

De plus en plus de textes en anglais.

Des dettes.-

Si on considère le flot de discours de Mme Descats et la furonculose, par exemple, de Collignon, on se rend compte que Fann est utile: garder les psychiatres dans un certain équilibre psychique et empêcher, qu'ils fassent pire, comme administrer sans raison de fortes doses de toxines à des patients sans défense.

15 décembre 1984

Assane:

Les matinées, nous mangeons du millet, cuit dans l'eau, avec du lait caillé.

Ou du couscous.

Ou les restes de riz de la veille.

Je me lève à 8 heures du matin.

Aussi à six heures.

Dans l'armée, toujours à six heures.

Déjeuner à 12 heures, au plus tard à 2 heures.

Riz au poisson.

Riz à la sauce d'arachides.

Toutes sortes de choses

Dîner à six heures, à huit heures, au plus tard à neuf heures vingt.

Du riz.

À la fin du mois encore seulement du riz.

Alors, maman doit beaucoup acheter à crédit.

Elle est très fatiguée.

J'achète:

Un sac de riz de 100 kilos.

Je ne peux pas le porter seul.

Quelqu'un doit m'aider.

J'achète dix bouteilles d'huile, à 400 francs l'une.

Deux barres de savon.

Dix kilos de sucre.

Cela nous suffira jusqu'au 25, 26 de chaque mois.

Ensuite, je dois rendre visite à mon grand frère et tenter de lui soustraire 1000 francs.

Manger chez ma mère:

Ma mère.

La grand-mère.

Deux tantes.

Une sœur.

Six frères.

Un oncle.

Le mari de la tante.

Donc toujours autour de 13 personnes.

Mon grand frère, un homme originaire du Mali, travaille dans la police.

Il m'a aussi offert le livre sur l'Islam.

Il me prodige des conseils parce que mon père est mort.

Mon père est décédé en 1975 à l'âge de 55 ans.

Autrefois j'allais avec mon frère chez les filles.

Mais maintenant il est marié et nous n'allons plus chez les filles.

Je ramène parfois des filles à la maison.

Mais pas trop souvent, sinon ma mère sera fâchée parce que je suis fiancée.

Je tente tout pour avoir de l'argent - sauf voler.

Je n'ai jamais fréquenté des femmes touristes blanches.

Mais j'aimerais bien le faire pour élargir mes horizons.

Jamais des hommes.

A Dakar, les homosexuels portent des habits de femmes.

Gourdiguènes.

On te réservera une villa en enfer, si tu serres la main à un Gourdiguène, dit mon père.

Mon père était forgeron.

Mais il n'a jamais battu le fer.

Il avécu comme griot, comme chanteur.

Mais je n'ai pas aimé ça.

Carc’est le Griot qui reçoit quelque chose du forgeron.

Le forgeron n’obtient rien du Griot.

C’est le forgeron qui donne au griot.

Ma famille est descendante de Soumane Gourou Kanté.

Kanté s’est battu au Mali avec Sinyata Keita.

Kanté succomba.

Kanté signifie forgeron.

Je suis Assane Kanté.

Je n'accepte pas de l’argent, donc.

C'est comme une revanche.

Veux-tu ma bague?

Si tu me donnes mille francs pour ma mère, est ce que tu m’apporteras alors du Togo de belles choses?

J'ai un ami qui est un artiste.

Il sculpte l'ivoire.

Je vais choisir chez lui un cadeau pour toi.

Cet artiste est comme mon frère jumeau.

Mon frère jumeau est mort quand j'étais tout petit.

Je dors avec mon ami dans un lit.

Je mange avec lui.

Je vais dans sa maison, même s'il n'est pas là.

Je mange chez son père.

Je suis comme son fils.

Je fume 20 cigarettes par jour.

Je nettoie les dents avec un cure-dents.

Mais je n'aime pas le goût que ça laisse.

Je fume aussi la nuit.

Bien sûr, je te serre la main.

Une image naïve de l'art africain dans le magasin plutôt délabré.

La pharmacologie africaine:

Aspirines, Aspro, Vita Carbol, Coriphydrines, Mentholathum, Flavoquine.

Je trouve ça très drôle.

On pourrait y ajouter les médicaments psychotropes de Fann: Largactil Dagmatil Nozinam.

Un iguane, grand comme un humain, traverse la route. Il vit dans les cactus de datte.

Des draps de lit en nylon à l'Hôtel Diarama.

Autrefois du coton.

Mais les hôtes utilisaient des crèmes et du maquillage et le coton était gâté.

Air France organise une fête.

Robes en plaqué or.

Marcher dans des chaussures à hauts talons.

Les petits groupes d'enfants sur la plage.

Habitude.

Hygiène.

13 / 12 / 84

Coup d'État en Mauritanie.

Kadhafi derrière?

Le Soleil, 14 / 12 / 84

Bhopal.

Des gens empoisonnés.

Des indemnités.

Comme d'habitude, un américain 300 000 Dollars.

Un Indien ou Arabe 25 000 Dollars.

16 décembre 1984

Assane:

Si on ne donne pas de l'argent aux griots, ils chantent quelque chose de méchant.

Ils viennent simplement au baptême.

Ils attendent qu'on leur donne de l'argent - ils ne demandent pas de l'argent.

Ils chantent tout, des chansons pour tes aïeux, tes grands-parents, ta tante, ton oncle, ton père.

Chacun a un griot qui est responsable de lui.

Si on ne leur donne pas assez d'argent, ils refusent de le prendre.

Mon griot est bambara.

Il connaît l'histoire de toute ma famille.

Les griots sont des femmes et des hommes.

Ils viennent sans qu'ils soient invités.

Lorsque je célèbre le baptême de mon enfant en Casamance, je dois acheter pour eux le billet pour le voyage.

Et ils ne sont pas satisfaits de cela - ils veulent aussi dix ou vingt mille francs.

Quelque chose de mal?

Ils chantent:

Tu ne vaux rien.

Tu ne mérites pas d'exister.

- C'est très grave.

Mais ils ne savent toujours pas que j'ai un enfant en Casamance

C'est un secret que je ne leur révèle pas. J'étais marié.

Mais j'ai divorcé.

Ma femme croyait au N'Doep.

Elle a dit qu'elle voulait organiser un N'doep.

Je l'ai renvoyée chez ses parents.

Elle disait du mal de ma mère.

Cela, je ne pouvais pas le supporter.

J'aime ma mère plus que tout au monde.

Ma femme était très bonne au lit.

Mais je ne l'aimais pas.

Je lui ai ordonné de se taire quand ma mère parlait.

Elle me répondit:

Ferme ta gueule!

Je lui dis :

Très bien. Je vais fermer ma gueule, mais quand je l'ouvrirai à nouveau, quelque chose de grand y sortira.

J'attendis jusqu'à minuit.

Elle s'était déjà endormie.

Je posai ma main sur son épaule.

Elle dit:

Qu'est-ce qu'il y a?

Je répondis :

Qui suis-je?

Mon mari

Non. Je suis ta femme parce que tu ne respectes ni ma mère ni mon père.

Je vais divorcer et demain je parlerai à ton père.

C'est difficile pour un musulman de divorcer.

La femme n'a pas le droit d'avoir des rapports sexuels avec un autre homme pendant trois semaines.

S'il arrive qu'elle soit entre-temps enceinte, le mari est obligé de s'occuper de l'enfant.

Ma femme m'a apporté un certificat médical délivré par un hôpital.

Et après trois semaines, un deuxième.

Mais je me suis rendu compte que la signature était falsifiée.

Elle les avait elle-même signés.

Je peux distinguer la signature d'une infirmière de celle d'une femme au foyer.

Je suis allé à l'hôpital et j'ai parlé à l'infirmière. Elle m'a dit que ma femme divorcée n'a même pas été là-bas.

J'ai aimé pour la première fois à l'âge de 18 ans.

J'aimais une fille.

Son père ne voulait pas m'accepter parce que je suis un forgeron.

Ils disaient qu'épouser un forgeron provoque la malchance.

Les enfants restent petits.

Les gens ici sont très superstitieux.

J'étais obligé de quitter la fille que j'aimais.

Je l'aime toujours.

Elle est en Casamance et a un enfant de moi.

Ma femme, je ne l'aimais pas.

Elle avait un fils de moi.

Il est mort le jour de son baptême.

Son père profita de l'occasion et parla à ma mère et me la donna comme femme.

Sa famille voulait se débarrasser d'elle.

Elle avait le cœur d'un lion.

Elle a foncé sur moi, un couteau à la main.

Elle a réclamé un N'Doep, du lait caillé et des batteurs de tamtams.

Je ne voulais pas.

Je divorçai.

Avec mon frère, qui est comme mon frère jumeau, je dors dans le même lit.

Même quand nous étions enfants, nous n'avions jamais fait ensemble de cochonneries.

Pas même quand nous dormions ensemble.

Avant de nous endormir, nous nous disons: C'est mon frère.

Lorsque nous rendons visite à des proches, il arrive que nous dormions avec l'une de nos sœurs dans le même lit.

Rien ne se passe parce que nous savons que c'est notre sœur.

Chaque fois que mon frère a une fille, je dors sur le tapis devant le lit.

C’est la même chose lorsque je ramène une fille à la maison.

Parfois, nous avons chacun une fille.

Alors nous sommes chacun allongés sur un tapis.

Je ne jette pas mon regard sur lui.

Pourquoi?

Mon ami fait la même chose que moi.

Nous ne vivons pas dans une maison en briques, mais dans une maison légère faite de bois et de cartons.

Dans la médina.

Ma mère dort dans une pièce avec mes deux petits frères et sœurs.

A côté se trouve une pièce pour mes autres frères et sœurs.

Ma tante a sa propre chambre.

Ensuite mes frères ainés.

Je.

L'oncle avec sa femme.

Et mes grandes sœurs.

Je vais entreprendre quelque chose.

Qui ne risque rien ne gagne rien.

Je vais aller me débrouiller en Mauritanie et me faire engager là-bas comme marin.

Puis en Espagne.

Et visiter l'Espagne.

Et me réchauffer, car il fait frais en mer.

17 / 12 / 84

Le soldat qui a libéré les otages:

Je n'ai pas de travail et je serai bientôt dans la Légion Etrangère.

Je dois nourrir ma famille.

Et je ferai tout pour ça.

Les couples européens me laissent entrer dans la pièce. Les femmes se laissent prendre par moi et les hommes regardent et prennent des photos.

Je suis musulman et je ne le fais pas volontiers.

Ou je vis un ou deux jours avec une femme et elle me paye 15000 CFA.

Parfois, plusieurs femmes viennent et je dois le sortir et elles le regardent.

Parce que le sexe africain est plus long et a un plus grand diamètre.

C'est la puissance africaine.

Slogan publicitaire.

Des maladies, je n’en ai pas.

Si j'ai eu trop de rapports sexuels, alors je me fais injecter de la pénicilline.

Et chaque mois, je reçois de toute façon une injection de pénicilline prophylactique.

Je déconseille.

Choqué par ce qu'il est advenu du tourisme et de la sexualité.

Leonore dit :

- C'est cependant drôle.

Suis-je déjà sur le chemin des hypocrites.

[chapitres sur le Bénin et Ouagadougou non traduits délibérément]

Dakar

Février 1985

Entretien avec Dr. Momar Guèye

Médecin-chef du service psychiatrique de Fann

Hubert Fichte: Dr Guèye, vous revenez de Ziguinchor, de la Casamance, dans quel état se trouve le village psychiatrique de Kenia fondé autrefois par le professeur Collomb comme annexe du Service de psychiatrie de Fann?

Momar Guèye: Je l'ai trouvé à peu près inchangé.

Badiane le dirige aussi bien qu'il le peut - bien que certaines maisons soient délabrées.

Il n'y a pratiquement pas de personnel et personne ne fait de l'ordre. Madame Badiane a aménagé un potager avec les malades.

J'ai vu des femmes à la récolte des haricots.

- Combien de patients se trouvent là-bas?

- Le village psychiatrique a une capacité de 25 patients et 25 accompagnants. Il y a actuellement 25 patients.

- Et combien d'infirmiers?

En octobre, Badiane était le seul.

J'ai pu imposer à ce qu'une infirmière qui a longtemps travaillé à Fann, soit affectée là-bas, car Badiane va bientôt prendre sa retraite.

- Mamadou n'est plus là?

-Non.

Depuis déjà des années.

Collomb l'avait envoyé à l'est du Sénégal, à Bota, pour fonder un autre village psychiatrique.

Il y a eu des difficultés et finalement Mamadou a quitté le service.

- Y a-t-il encore un Diaraf à Kenia?

-Oui.

Le Diaraf est choisi par la communauté.

C'est lui le chef du village.

Le Diaraf de Kenia accompli un travail extraordinaire – depuis 1967.

Il s'appelle Mahmud, un monsieur qui avait lui-même des problèmes mentaux.

Il a pu les surmonter et est resté dans le village.

- Mais il ne reçoit pas de salaire pour son travail.

- Malheureusement pas.

Il aide beaucoup les infirmières.

Il distribue les médicaments.

Il ne parle pas français.

Il note la posologie en arabe.

Il parle Mandingue, Wolof et un peu le Diola.

A l'heure où les médicaments sont distribués, il appelle fort comme un muezzin.

Il crie fort Boroboroboro, je pense que ça veut dire en Mandingo:

Médicaments! Venez! Venez!

Puis il appelle en Wolof et ensuite je ne sais dans quelles autres langues.

Et les gens arrivent.

Il a un bout de papier dans lequel est noté en arabe: Largactil, un demi-comprimé, par exemple.

Il n'y a pas de toutes les façons beaucoup de médicaments.

- Largactil ...

- Anafranil, Nozinan.

Je ne sais même pas, si l'Anafranil est en ce moment disponible.

- Librium?

- Valium plutôt.

- Pour l'injection?

-Oui.

- Et les guérisseurs?

- J'ai été à Maua aussi.

À Maua, le professeur Collomb a vu un hôpital traditionnel où des malades mentaux se promènent avec un tronc d'arbre à la jambe.

Le grand marabout qui dirigeait l'hôpital psychiatrique de Maua est mort.

Ses fils lui ont succédé.

J'ai rencontré l'un d'eux.

C'est lui le chef du village.

Il m'a dit clairement qu'il n'en a plus envie.

Il a besoin d'une subvention.

Les temps sont durs.

Les patients viennent, habitent et mangent là.

C'est difficile avec les prix actuels des denrées alimentaires.

- Et aucun guérisseur traditionnel ne vient dans le village psychiatrique de Kenia?

C'était pourtant prévu.

- Personne ne vient.

Mais les malades et leurs accompagnants peuvent se rendre chez les guérisseurs.

Dans mon Service ici à Fann, de nombreux patients sortent pour aller voir les guérisseurs.

- Les méthodes de médecine traditionnelle à Fann même – il y en a plus?

- Je peux difficilement répondre à cette question.

Si cela devait fonctionner, on devrait le faire secrètement, de manière officieuse.

Le ministère de la Santé interdit de telles pratiques.

Hier, par exemple, un guérisseur de Rufisque a été présenté à la télévision, au même moment, on a annoncé que ces pratiques sont interdites.

Après 18 heures, par exemple, les marabouts viennent à Fann et aussi au service de chirurgie de l'hôpital de Dantec pour pratiquer leurs rites de guérison et faire des prières.

Le médecin de l'hôpital ne peut pas dire: j'envoie ce patient chez un guérisseur! Ou: Je laisse un guérisseur venir entre douze heures et deux heures et je reprends moi-même le traitement de mes patients à deux heures et demie.

- Et à l'époque du professeur Collomb?

- Ce n'était pas autorisé.

Mais vous savez, la bureaucratie est une curiosité ici.

Dans les textes, ce n'est pas autorisé, mais on peut toujours jouer avec les mots.

- Les recherches sur la médecine traditionnelle, la phytothérapie et le N'Doep ont donc été interrompues dans le Service psychiatrique de Fann.?

- Je ne le crois pas.

Mais les priorités sont placées ailleurs.

Par exemple, je n'ai pas de relations avec les N'Doepkat, comme Collomb l'avait.

Il ne faudrait pas non plus saper le fait que Collomb était européen.

Le guérisseur se sentait plus en sécurité quand il parlait avec un Européen que lorsqu'il parlait avec un Sénégalais qui connaissait après tout un certain nombre de choses.

- Et qui peut-être aurait transmis certaines recettes etc. à d'autres Africains.

- Je crois aussi que les contacts n'étaient pas gratuits.

Les médecins africains sont des fonctionnaires, ils n'ont pas de moyens.

Les guérisseurs disent aussi que les Sénégalais qui ont étudié en Europe sont moins croyants que ces personnes qui viendraient de loin.

Je pense que le professeur Collomb était très engagé. Il a beaucoup travaillé avec les guérisseurs.

À l'heure actuelle, ces recherches se sont arrêtées à cause de la situation financière et à cause des problèmes qui se sont posés après le départ du professeur Collomb.

- Collomb est parti en 1978.

-Oui.

Son successeur, Professeur Babacar Diop, est Africain.

Il a été formé en France.

Il parle des langues africaines.

En raison de la maladie du professeur Diop, il est difficile de parler de la période où la direction de Fann est passée d'un Français à un Africain.

L'africanisation du Service psychiatrique de Fann a donc mis fin à la recherche sur la psychiatrie africaine?

- Je me demande si un autre Directeur français aurait pu continuer ces recherches à la place du professeur Collomb.

Le changement a coïncidé avec les problèmes financiers.

Dans le service de neurochirurgie, il faut parfois aller rapidement acheter du fil pour pouvoir suturer les plaies.

Dans de telles conditions financières, il est très difficile de poursuivre des recherches.

Donc, le concept de Collomb n'était-il pas faux?

-Non.

- Si un patient décide d'aller à Fann, cela ne veut-il pas dire qu'il a refusé les méthodes traditionnelles?

La psychiatrie traditionnelle n'est-elle peut-être pas la cause de sa maladie?

- Il y a cet aspect.

Je pense surtout que la psychiatrie traditionnelle devrait être pratiquée par quelqu'un qui la maitrise réellement.

Un médecin ne le peut pas.

- Et où cela devrait-il arriver?

A Fann, ou le patient devrait-il plutôt aller consulter le guérisseur dans son environnement?

- Je pense que le patient devrait aller là où le guérisseur vit.

Lorsque le guérisseur quitte son milieu, son village pour s'installer à Dakar et vendre ses connaissances, il semble que tout est en train de changer.

Je ne pense pas que ce soit une bonne chose pour un guérisseur qui est pêcheur, agriculteur qui maitrise certains remèdes, de se détacher du milieu et d'essayer de répandre ses connaissances à Dakar ou dans un hôpital.

- Pensez-vous que c'était une bonne chose, lorsque Collomb avait établi le pinth à Fann, que N'Doepkat, guérisseurs et médecins se rencontraient à Fann?

- Je ne pense pas que Collomb voulait faire organiser des N'Doep à Fann.

Ce n'était jamais très clair.

Mais même quand il tournait le film sur le N'Doep, il était à huit kilomètres d'ici, à Yoff.

Jamais dans l'hôpital de Fann.

- Est-ce que le Pinth, les rencontres avec les malades, les professionnels de la santé, etc. vont continuer à être organisés?

-Oui.

- Vous êtes médecin, ayant une formation moderne européenne.

Croyez-vous à l'efficacité d'un N'Doep?

- Pour certaines maladies, oui.

Je ne crois pas que certaines psychoses graves, dissociations de la personnalité, schizophrénie peuvent être facilement guéries par un N'Doep.

- Ce n'est pas aussi prouvé.

-Non.

Le N'Doepkat sait exactement quand un N'Doep peut ou non être efficace. Pour le cas des névroses, par exemple, pour certaines pathologies psychosomatiques.

Dans le film sur le N'Doep, le N'Doepkat dit qu'il ne peut pas guérir la paralysie de la moitié gauche du corps - ou de la moitié droite du corps.

Quand il s'agit de la paralysie hystérique, le N'Doep peut être utile.

- Et quand il s'agit de Paranoïa?

- Avec la paranoïa nous sommes déjà dans le domaine psychotique. J'ai l'impression que, dans le cas des psychoses graves, le N'Doep est peu efficace, d'après de ce que je vois à l'hôpital, car des malades reviennent toujours vers nous avec des psychoses qui ont été traitées sans succès par un N'Doepkat.

Peut-être que le N'Doepkat n'était pas bon.

Il y a beaucoup de charlatans.

Je pense que le vrai guérisseur reste dans son environnement.

La population le connaît, le groupe le reconnaît. Il connaît tous les membres du groupe et leur situation conflictuelle. Il connait la méthode qu'il doit emprunter pour résoudre un conflit particulier.

Vous avez vous-même écrit un traité sur de la grossesse absurde.

-Oui.

J'ai observé qu'il y avait presque toujours une base psychologique pour cette maladie.

La conception africaine est que le sang de l'accouchement monte dans la tête.

En Wolof Meratt- sang, moyeek- sur la hauteur de la tête.

Il y a un certain traitement traditionnel:

Les patients sont autorisés à marcher beaucoup, à travailler, on les protège du vent et on leur donne un certain régime.

Le sang de la naissance est considéré comme impur.

Les patients ne sont pas autorisés à prier ou à préparer des repas.

- Quelle était ton parcours professionnel?

- En 1967, j'ai commencé à étudier la médecine à l'Université de Dakar.

J'ai terminé en 1973.

En 1974, j'ai commencé comme Stagiaire dans le département psychiatrique de Fann.

- A ce moment-là j'étais là-bas pour quelques semaines.

- Après mes études, j'ai passé plusieurs séjours d'étude en France.

Aujourd'hui, en tant que médecin, je dirige un département à Fann. Je suis Maître Assistant.

- Es-tu toujours en train d'étudier les méthodes de guérison traditionnelles?

-Non.

Si la famille d'un patient demande qu'une procédure traditionnelle soit initiée, je laisse le malade sortir et de temps en temps je vais voir ce qui se passe, mais de manière complètement neutre.

Je n'interfère pas.

Je n'ai rien à dire.

Si j'avais les moyens, je continuerais mes recherches.

- Est-ce que plus de guérisseurs traditionnels venaient à Fann à l'époque du président Senghor?

- Je crois que même aujourd'hui la loi contre les guérisseurs n'est pas appliquée avec rigueur ici.

Tout au plus si les parents font valoir leurs droits.

Mais c'est très rare.

Si un accident survient alors qu'il est soigné par un guérisseur, les proches disent: eh bien, la personne est morte. C'cst dans la puissance de Dieu.

- Vous êtes vous-même musulman?

-Oui.

- Vous pratiquez?

-Oui.

- Vous êtes Hadj?

- Oui, j'ai déjà fait un pèlerinage à la Mecque.

- L'analyse médicale ne répond-elle pas aux exigences de la religion?

- Je ne le pense pas.

Cela dépend entièrement de l'interprétation.

Il y a des gens qui prétendent que la religion interdit aux femmes la pilule.

J'en ai parlé lors d'un congrès médical samedi.

Je ne pense pas que ce soit exactement ce que la religion dit.

Je pense que la religion est assez flexible et si vous n'êtes pas très fanatique, il y a beaucoup de possibilités.

Je ne suis pas le seul à croire que la religion islamique n'interdit pas la contraception dans certains cas.

- Dans le Pinth sous Collomb, on parlait assez ouvertement de questions sexuelles. Avec l'islamisation au Sénégal, est ce qu'il ne sera pas très difficile pour une femme de parler de problèmes sexuels?

- En tant que Hadj je peux très bien exiger qu'une femme qui n'est pas ma femme se déshabille devant moi pour que je l'examine, puisque cela se passe dans un contexte thérapeutique. Également dans le Pinth il est tout à fait possible de discuter des questions sexuelles, de l'inceste etc., parce que cela arrive en ce qui concerne la thérapie.

Autrefois il y avait un garçon qui avait été violé par son oncle.

L'homosexualité est un tabou dans l'Islam.

Cela ne met-il pas le patient devant un gros problème?

- Le problème est la maladie.

Si un homosexuel en tant que patient a des problèmes, il est également accepté dans un contexte religieux, car le patient n'a pas toutes ses possibilités intellectuelles.

La religion islamique exige de chacun de prier cinq fois par jour sauf pour celui qui n'a pas sa propre capacité mentale.

- Les hauts dignitaires islamiques envoient de plus en plus leurs épouses malades dans votre département.

-Oui.

Parfois, ces patients arrivent avec un certain retard.

On essaye d'abord avec des prières.

Il y a des enfants épileptiques, mais qu'on amène que très tard parce que la famille attendait que le marabout leur dise d'aller à Fann.

Le marabout doit donner l'ordre.

- Et le choc électrique. Le choc électrique, est ce qu'on poursuivra à administrer des chocs électrique à Fann?

- Je sais que vu de l'extérieur un choc électrique a un effet épouvantable.

Cependant, dans la pratique la situation est autre pour le médecin –Avec le médicament qui prévaut à Fann.

Personnellement, je suis contre les thérapies de choc, sauf pour les cas extrêmes.

Nous avons considérablement réduit les chocs électriques à Fann, il y peut-être une série de trois chocs électriques dans l'année.

Et on doit également considérer :

Tous les traitements sont agressifs.

Est-il préférable de pomper les gens avec des neuroleptiques?

Ce ne sont plus des humains.

On leur dit: Allez!

Et ils vont.

Dans les cas graves, aucun traitement psychiatrique n'est très humain.

Est-ce humain, le fait d'attacher un énorme tronc d'arbre au pied d'un patient pour le calmer?

Il n'y a jamais eu d'accident grave de choc électrique à Fann, même si cela était effectué sans préparation et sans assistance médicale.

Il est nécessaire de voir l'utilisation du choc électrique à Fann aussi dans le développement du service psychiatrique ici et dans le développement du Professeur Collomb lui-même.

Lorsque Collomb est venu à Fann en 1956 ou 1958, il n'a trouvé que des patients chroniques et aucun membre de la famille ne s'occupait d'eux.

Aujourd'hui, dans le département des femmes, 20 patients sont pris en charge par 40 soignants et membres de la famille.

- Combien de patients avez-vous en moyenne dans votre département?

- Environ 30.

Cela me donne l'opportunité, avec 30 assistants et une dizaine d'infirmiers, de ne pas constamment bourrer les patients de neuroleptiques.

Je peux parler aux malades, je peux discuter de leurs problèmes

Maintenant, mon département est aussi quelque chose de spécial: autant d'accompagnateurs que malades et aussi les infirmières; les malades sont ainsi constamment entourés de personnes qui ne sont pas elles-mêmes affectées.

Il existe d'autres départements psychiatriques où un médecin seul fait face à deux cents patients.

- Les grandes compagnies pharmaceutiques engageaient des psychiatres à Fann pour tester des neuroleptiques non traités.

Il y avait des médecins qui étaient régulièrement payés pour ces tests.

On peut qualifier de telles pratiques avec un très gros mot qui ne plairait pas à tous les collègues, même à certains collègues allemands.

Est-ce que cette situation persiste dans le département psychiatrique de Fann?

-Pas avec des médicaments non testés, je pense.

Ce sont des expériences médicales.

De telles expériences ont été faites - mais avec des médicaments qui sont également disponibles en France, qui sont testés sur des animaux de laboratoire, mais qui n'ont peut-être pas été expérimentés dans une autre indication.

Le Dogmatil par exemple; il est utilisé en France et au Sénégal pour la cicatrisation des ulcères gastriques.

Il a maintenant été noté que le Dogrnatil a obtenu de très bons résultats dans certaines dépressions.

J'ai essayé ce médicament sur des patients souffrant de dépression.

À la dose de 50 mg, presque aucun résultat

Les effets secondaires.

J'ai traité environ 30 patients avec le médicament et il n'y a jamais eu d'accident.

On appelle cela essais cliniques.

On se base sur des médicaments connus et disponibles dans le commerce.

Le Dogmatil est géré ici dans toutes les pharmacies.

- Ces essais sont-ils indemnisés?

- On nous paie.

Les laboratoires font aussi cela pour promouvoir leurs produits.

- Les médecins reçoivent-ils des échantillons qui devraient être transmis gratuitement aux malades?

- Ça arrive aussi.

Ceci est d'une importance particulière parce qu'il y a beaucoup de malades qui ne peuvent pas acheter de médicaments.

- Mais dans le passé, il y avait aussi des médicaments non testés qui ont été distribués.

N’importe quoi, une grosse lettre et un numéro.

- Tant que je suis ici, nous ne travaillerons qu'avec des médicaments qui étaient aussi vendus en pharmacie.

Mais ce que tu sous-entends, je le sais aussi.

En France, un produit en cours d'expérimentation n'a pas encore de nom. Nous avons une personne malade qui était en France et à qui ce médicament était administré.

- On lui a dit qu’il s’agissait d’une expérience?

- En France?

Je ne le sais pas.

- En ce qui concerne le Dogmatil, est-il administré lorsqu’il s’agit de dépressions à une dose plus élevée quand il s’agit d’ulcères gastriques?

-Non.

Pour les ulcères gastriques, 50 mg sont administrés trois fois par jour.

Si cela ne fonctionne pas, on change le médicament.

Le dogmatil fort, qui est utilisé en France comme neuroleptique, je ne l'ai jamais prescrit ici, car il est trop cher.

Mais essayer sur des Africains des ressources qui ne sont pas encore connues, sans que les malades le sachent, je n'ai pas fait cela.

Il s’agirait d’expériences humaines.

Je n'ai pas fait ça.

- Mais ça a été fait ici?

- Je pense que c'est là que se situent en réalité les problèmes des neuroleptiques.

Administrer un neuroleptique à quelqu'un est un fait très sérieux.

Un neuroleptique modifie un individu.

Il y a les effets secondaires.

Cela pose des problèmes éthiques.

On peut le comparer à une intervention chirurgicale.

Mais, d'un point de vue médical, on doit cependant intervenir.

- Vous-même renoncez-vous de plus en plus à un traitement neuroleptique?

S'agissant de psychoses sévères, il y a une très grande différence entre la théorie et la pratique. Théoriquement, je peux être d'avis qu'un traitement neuroleptique est quelque chose de très agressif.

Mais si je dirige en tant que médecin un département avec plusieurs centaines de patients, de patients délirants, alors je n'exclurai pas les neuroleptiques pour rétablir la paix.

Mais, je suis un médecin.

Je ne ferai jamais d'injection sans avant avoir examiné l'état somatique du patient.

- La schizophrénie est-elle une maladie exogène ou endogène pour vous?

- J'ai l'impression qu'elle résulte largement des circonstances sociales. .

Peut-être qu'un jour on trouvera une base somatique pour la schizophrénie. Je pense parfois que c'est une maladie somatique, endogène. Mais jusqu'à présent, je ne peux que réfléchir aux conditions sociales de la schizophrénie.

- Le village psychiatrique du Kenya a été conçu par le professeur Collomb comme un modèle pour le Sénégal, en effet, comme un modèle pour toute l'Afrique.

- C'est resté à l'état de projet.

La situation actuelle bloque de tels projets.

Au ministère de la Santé, il y a un département qui s'occupe de la psychiatrie.

J'en suis responsable.

Cependant, mon voyage d'inspection en Casamance n'a été que partiellement couvert par le ministère.

J'ai dû les financer en partie grâce à mes propres ressources.

Mais nous réfléchissons déjà à ce qui doit être fait.

Récemment, le ministre a nommé un architecte.

Ces plans ont été établis pour environ 10 de ces villages. Plusieurs autres pays ont accepté ce modèle et voudraient également créer des soins psychiatriques en mettant en place des centres régionaux.

Les plans pour chaque région au Sénégal sont disponibles.

Je suis pour, à condition que le personnel soit d'abord formé.

- La compréhension et l'intérêt pour les problèmes psychiatriques étaient-ils maintenant plus grands sous le président Senghor, un ami du professeur Collomb, que maintenant sous le président Diouf?

- L'intérêt est le même.

Mais c’est bloqué par le ministère des Finances.

A l'époque de Senghor, le président Diouf aurait encore autorisé des projets qu'il ne peut plus autoriser dans la situation actuelle.

Nous attendons le financement.

Cela peut prendre encore dix ans, 20 ans, 5 ans.

Je ne sais pas

- Combien de villages psychiatriques y a-t-il en ce moment?

- Il n'y a que Kenya.

Et Bota dont s'occupait Mamadou.

Mais depuis que Mamadou a quitté le service, le village est en train de se délabrer.

Il n'existe que de nom.

Et puis il y a une vieille léproserie à Tambacounda. Ça fonctionne comme un centre psychiatrique, mais pas comme un village.

Un médecin prend soin des fous, mais ils ne sont pas accompagnés par des membres de la famille.

- Combien y en a-t-il?

- Il y avait des moments où il y en avait plus de 50.

Maintenant ils ne seront pas probablement plus de 20.

Parfois ce sont des fous qu’on a presque déporté là-bas.

On les ramasse ici dans les rues et hop! On les dépose là-bas.

En ce moment, il y a une infirmière et des médecins qui s’occupent du centre.

Une ambulance vient tous les matins apporter de la nourriture.

- Les maladies mentales augmentent-elles au Sénégal et les formes deviennent-elles plus sévères?

- La société sénégalaise a de plus en plus de difficulté à accepter un malade mental.

Par exemple, un malade qui brise un téléviseur.

- Leurs dessins de conception pour les villages psychiatriques sont très luxuriants.

Kenya a été construit de manière très primitive à cette époque.

- Les expériences à Kenya m'ont amené à proposer une conception différente.

Les maisons à Kenya doivent être réparées chaque année.

- Il y avait des huttes en argile.

- Exactement.

Mais on n'avait pas pu réparer ces huttes chaque année

Je voulais quelque chose qui durerait 10 ans, 15 ans.

J'ai dit à plusieurs reprises qu'on ne devrait pas utiliser de la paille.

Il est difficile de trouver la paille à cause de la sécheresse.

On doit utiliser de la tôle ondulée.

- La tôle ondulée produit beaucoup de chaleur.

Un peu plus chaud que la paille, mais on ne trouve plus de la paille.

- La paille est un excellent isolant.

- Il n'y a pas de paille.

On doit le transporter de loin.

- Quels pays africains sont encore intéressés par ce modèle de villages psychiatriques?

- Tous ces médecins qui ont été formés à Dakar, à Fann. ·

Mali, Bénin, Abidjan, Mauritanie.

- Au Togo, la psychiatrie semble orpheline.

- Oui. Dr. Johnson est maintenant à Bangui, en République centrafricaine.

- Le discours - comme on dit –à Fann était un discours psychanalytique.

Collomb était ami avec Lacan. Babacar Diop était élève de Lacan.

Avez-vous gardé ce discours?

Fann continue-t-il à être psychanalytique?

- Plus maintenant.

Nous n'avons pas ici de psychanalystes formés.

Peut-on saisir une partie de la réalité africaine avec les méthodes d'un Freud, d'un Lacan?

- Je dirais non.

Ce sont des gens qui n'ont jamais connu la réalité africaine.

- Et les Ortigues?

Le livre Œdipe Africain?

- Les Ortigues sont partis à la fois de faits cliniques et d'enquêtes très précises.

Il n'y a pas de relation triangulaire ici, en Afrique il n'y a pas de famille nucléaire.

- Peut-on trouver en Afrique la croyance à la théorie de Freud, le complexe d'Œdipe?

- L'enfant est rarement ici entre son père et sa mère.

Donc vous-même n'avez pas désiré votre mère et vous n'avez pas voulu assassiner votre père?

Et vous n'avez pas non plus eu de difficultés à vous soumettre à une sexualité déclarée comme normale?

- Je dois rire un peu.

Je me demande même si les Européens eux-mêmes sont si conscients de tels faits.

Si vous pensez juste quelque chose comme ça, opposez-vous y.

Ces choses n'arrivent pas dans la conscience.

C'est l'une des difficultés de la psychanalyse.

On exprime les choses à un niveau différent.

On ne peut pas entrer dans un dialogue.

Nous ne parlons pas la même langue.

Je ne suis pas au conscient d'une chose.

Vous me le dites, mais c'est quelque chose d'inconscient.

Que dois-je répondre parce que c'est quelque chose d'inconscient?!

- C'est précisément la difficulté des freudiens

- Interprétation des rêves.

Dévaloriser Freud est actuellement à la mode et a maintenant atteint les tabloïds en Allemagne.

Par esprit de contradiction, je commence à défendre Freud.

J'ai eu des entretiens avec de jeunes Africains au Bénin et au Burkina Faso.

Il me semble que la circoncision des garçons presque serait vécue avec une angoisse de castration freudienne.

Dans la famille nucléaire, dans les relations triangulaires de la société bourgeoise de la fin du 19ème siècle à Vienne, la castration n'a pratiquement jamais été pratiquée.

En Europe les garçons étaient –et sont –menacés par leurs parents, surtout lors de certains jeux sexuels, de castration.

Si tu n'arrêtes pas, l'oncle docteur viendra le couper.

Au Bénin et au Burkina Faso, on dit aux garçons à des occasions similaires: On te le coupe!

Et il semble là-bas parfaitement clair pour les garçons qu'il s'agit là de la circoncision.

Est-ce la même chose au Sénégal?

-Oui.

La circoncision est une menace.

On te coupe, on le coupe complètement.

- L'idée de circoncision et l'idée de castration coïncident-elles en Afrique?

-Oui.

Les Africains ont donc une raison d'avoir l'angoisse de freudienne de castration qui fait défaut au jeune Européen.

Comment arrivez-vous à toujours être avec des malades mentaux?

Cela ne vous déprime-t-il pas?

- Certains patients déjà.

Il y a des malades qui finissent par m'énerver.

Au début, je trouvais inconfortable de m'occuper de toxicomanes.

Je pensais qu'ils n'étaient peut-être pas malades du tout. Ils viennent et frappent à la porte.

On ne peut pas travailler sans être dérangé.

Ils sont difficiles, n'est-ce pas?

D'autre part, je me sens très bien dans mon département.

- Si on analyse l'histoire de Fann:

Les difficultés de Collomb à se détacher de Fann malgré ses problèmes de santé et son âge.

Sa mort mystérieuse.

L'histoire de son successeur - si l'on observe les psychiatres de Fann, qui vivent aujourd'hui en Suisse, en France, etc., on n'a pas l'impression que Fann avait surtout pour les médecins une signification thérapeutique, que les psychiatres sont exposés à des troubles mentaux sévères et qu'ils choisissent de travailler comme psychothérapeutes, parce que sinon ils ne s'en sortiraient pas du tout?

- Peut-être.

J'ai ordonné il y a deux ans - je n'ai pas de grande responsabilité à l'hôpital - d'enlever toute personne qui s'était avérée fragile et dont Fann avait besoin, pour une raison ou une autre, du service médical.

Tout étudiant mentalement instable fut éliminé.

Si j'avais plus de pouvoir, j'éliminerais toute personne instable, même parmi les infirmières et les médecins.

- Collomb a sa place dans l'histoire de la médecine aujourd'hui.

Nous pouvons donc essayer de parler de lui sans gêne. N'avez-vous pas l'impression qu'il exagérait?

- Quiconque connaissait Collomb, le connaissait comme quelqu'un de très actif.

Il avait beaucoup d'idées et il voulait les réaliser à n'importe quel prix. C'était un bon collègue.

Il était déjà là très tôt le matin et à neuf heures du soir il était toujours là.

Il avait atteint un point où il s'était presque détourné de la médecine pour devenir psychanalyste. Je ne veux pas dire qu'il était intéressé par le folklore, mais c'était fondamentalement le cas.

Il a finalement abandonné toutes les positions sûres et était moins intéressé par le patient que par le patient dans sa relation à la société.

C'est pourquoi il était tellement fasciné par les techniques de guérison traditionnelles.

- Il s'est rapproché du jargon de Freud, de Lacan, etc. - n'avez-vous pas l'impression qu'il est passé un peu à côté de la réalité?

- Collomb a fait un effort qui doit être reconnu.

Il a toujours travaillé dans l'équipe.

Il a non seulement permis à chacun de suivre ses propres idées, il disait:

Je ne sais rien moi-même. Je veux apprendre.

Et si lui-même ne parlait aucune langue africaine – il avait des collaborateurs qui le faisaient.

J'ai connu Collomb dix ans durant.

C'est facile de le critiquer, mais je pense qu'il a apporté ici une importante contribution.

Peut-être que je ne suis pas la personne la mieux placée pour en juger, d'autant plus que je parle peut-être en tant que son élève.

Mais que j'aie choisi la psychiatrie, je le lui dois.

Je l'admirais un peu.

- La transition d'une psychiatrie des Européens à une psychiatrie des Africains à l'hôpital Fann s'est déroulée avec quelques difficultés.

Ces difficultés peuvent aussi s'expliquer par le fait que les psychiatres africains ici aient été surtout formés en Europe, chez Lacan, par exemple?

- Je ne pense pas qu'il y ait là danger.

Je pense que mon année à Paris, les deux années à Paris plutôt, ont été enrichissantes.

- Une analyse didactique chez Lacan n'est-elle pas éventuellement une expérience traumatique?

- Je ne sais pas.

Sénégal, le 15 février 1984

Colette.

Babacar dans les pierres noires

et Habib.

Guèye interviewé.

Descat parle de Guèye et de Mme Mersch.

Elle revient du pays des Masai, très enthousiasmée par les excisions labiales.

On note maintenant une tendance lors des congrès ::

Il faudrait voir cela différemment que comme c'est décrit dans certains journaux occidentaux.

Mersch était tellement dégoûtée par la saleté au Mali qu'elle ne mangeait rien, avait maigri de 6kg et ne se nourrissait que de Pschitt.

Enthousiasmée par une Maternité propre.

J'imagine la pauvre fille de l'Institut Sigmund Freud, comment elle retourne dans une Allemagne où l'article du Spiegel sur Freud est entré comme une bouffée de givre.

Descat parle de Guèye:

Avait une très belle femme, qui avait subi une légère opération d'un sein et est morte de la septicémie.

Tous deux étaient castrés - issus de familles de joailliers et c'est pourquoi Guèye est encore mal traité par ses subordonnés.

Sa famille a mis tellement de pression sur lui qu'il se remaria. Finalement, il a cédé. Une fille d'une famille riche en relations.

Sa femme est stérile.

Il ne l'aime pas et la maltraite.

Le jour de son mariage, il était avec Mme Mersch sur la plage, il a laissé les parents faire tout.

Maintenant, il essaie de cesser son travail à Fann, et, à travers les relations de sa famille, de trouver un poste à l'OMS.

Il a seulement invité Mme Mersch parce qu'il veut qu'elle l'invite à FFM.

Son rayonnement lorsqu'il parlait de l'Islam.

Cancans.

Tout sombre dans les tabous.

Collomb et son action.

La revue

Babacar Diop qui n'a pas travaillé depuis la mort de Collomb, mais qui continue de recevoir

son double salaire –de professeur et de directeur.

La voiture de service est devant la porte.

Il se fait conduire parfois chez un guérisseur.

Guèye qui fait tout pour quitter Fann.

Et qui donne des interviews plutôt positives.

Et à quoi ressemblerait l'autocritique de Collignon?

Un homme sauvage barbu africain traverse à une vitesse folle le parc colonial français.

Finalement, il se présente à un entretien. Animateur du Club Méditerranée.

Il parle si éclairé, mais toujours un peu avec l'accent:

Je suis le plus émancipé.

Nous allons au coin de la rue à l'ambassade de Guinée Bissau.

Les pierres noires et le sauvage ci-dessous.

Zone.

Jusqu'à sous le Wahoo.

J'imagine que Karim ou Habib regardent d'en haut.

Le joli menuisier mince avec l'énorme queue.

Mais il est très froid et il est foutu.

Pourtant, je fais aussi longtemps jusqu'à ce que j'y sois parvenu.

Je ne veux pas.

Mais une fois qu'il a cliqué, un homme ne semble pas être en mesure d'y renoncer.

De toute façon.

Soit les terribles conséquences du refoulement ou de la dégradation du sexe à tout prix.

Mais là, on ne peut rien faire.

Guèye admire Collomb, il dit qu'à cause de lui il est venu seulement à la psychiatrie.

Et en réalité, il pense quitter Fann.

Donc au fond il méprise Collomb.

René (Collignon) à propos de Mamadou:

Il avait des difficultés à Tamba.

Il avait toujours un fort caractère, un caractère difficile.

Il a pris contact avec le médecin chef de la région.

Il a été accusé de prendre l'argent des malades, de détourner de l'argent.

Il a été expulsé du service public. –

René ne sait pas ce qui lui est arrivé.

À propos de Babacar:

Pour lui parler de l'argent pour l'impression du congrès, il faut l'attraper.

Il ne répond pas aux lettres.

Il est clair qu'il a empoché l'argent (environ 40 millions?).

Babacar est débordé.

Dans l'institution de Fann.

Par sa famille:

Il a trois femmes.

Mais tout est beaucoup plus compliqué.

Il a certainement fait une analyse chez Lacan.

Combien de temps, c'est incertain.

Si cela peut être appelé une analyse didactique.

Johnson a publié des choses qui avaient le niveau d'un élève de l'école primaire.

Johnson a également fait une analyse didactique chez Lacan.

Supposément, il a même un certificat à ce sujet.

Lacan était complètement sans scrupules en délivrant de tels certificats.

Quelqu'un comme Lévi-Strauss ,on ne le critique pas en France.

Les beaux pieds de René et son attitude.

Eminence grise.

Très bien.

Bizarrement ralenti à Dakar.

Les terribles crimes.

On torture.

Les Sables Mouvants de Fann.

Le joli zombie Momar Guèye.

Commeil est discret.

Un bon médecin.

Aussi rapide et plein d'esprit.

Et puis encore si interchangeable.

Que vous avez là un joli bracelet.

Ma rage littéraire.

Ecrire. Ecrire. Ecrire.

Trois chapitres de la gare principale en 14 jours.

Essai d'Homère.

Et lire:

Colette. Verne. Pittigrilli. Homère. Martial. Villon. Charles d'Orléans.

Et l'ensemble des journaux.

Maintenant que je ne veux plus d'hommes, ils me courent derrière.

Habib appelle constamment.

Et Babacar se procure mon numéro de téléphone auprès de Léonore.

Dakar la nuit.

Babacar me dit

C'était la première fois avec moi.

Au crépuscule.

La mer jusqu'à nos pieds.

Quoi d'autre les touristes peuvent-ils à vrai dire aimer ? L'hôtel est conçu de telle sorte qu'on peut s'asseoir n'importe où sauf dans les bars et restaurants.

L'hôtel est devenu une machine à sous pour le propriétaire.

Il n'est pas chauffé.

Les gens viennent des appartements chauffés, du froid et veulent se détendre dans l'Afrique chaude.

Ils retrouvent un ghetto froid et humide.

Tout le monde est enrhumé.

L'hôtel est complet.

300 européens qui toussent et qui sont tourmentés.

Le café du matin est non comestible.

On devient malade après l'avoir bu.

Le café complet coute plus de 2000 Francs C.F.A.

À l'heure du déjeuner, à la place du sandwich, un sandwich unique trempé est servi.

La paillotte est encore raisonnable.

Ce n’est plus aussi bon comme elle était autrefois.

Lorsqu’on va le soir dans l'autre, le seul restaurant fermé, la puanteur de la nourriture vient à ta rencontre.

Dans le service de chambre, il n'y a même pas de soupe pour les malades.

Spaghetti bolognaise avec sauce kaki.

La pire chose est la literie en nylon.

Allergies.

Allergies.

On transpire dans la nuit froide. Un mauvais hôtel.

Nous installons le fer à repasser et nous nous réchauffons avec.

Sable du désert pendant la journée.

Pendant l’heure de gymnastique, les touristes apprennent:

Vol de sac à main.

On a l'illusion qu'ils pourraient se défendre contre les gangs de jeunes de Dakar.

Où la faiblesse serait sûrement la force.

Un ghetto dans lequel l’agression est testée.

Une femme se blesse au pied.

Elle se promène avec une jambe dans le plâtre.

Qu’est-ce qu’elle racontera à la maison?

J'ai été blessée lors d’une agression à Dakar?

Ou:

J'ai été blessé à l'hôtel lors d'un exercice de judo contre le vol de sac à main.

Je vois encore en René le rebelle des années 68.

Un étudiant assez bien cultivé qui se moque des agitations de l'administration néocoloniale de la maison de fous.

Seulement, il a des cheveux gris maintenant.

De ce beau révolutionnaire est sorti un professeur de Sorbonne.

Un habile, intrigant, qui ne parle réellement que de certains articles.

Mais c'est ainsi qu'on devient Lévi-Strauss, Roland Barthes et Roger Stéphane.

Seulement que la tête de René n'est pas à la hauteur.

Les gens importants n'ont pas les yeux rondement écarquillés des anciens travestis, mais le crâne démesurément bouffi:

Sous le pantalon noir de René, apparaissent de petits pieds bien soignés.

Des pieds de chinois.

Quand je veux parler à René:

Je n'ai pas beaucoup de temps.

La réaction typique de l'Anankaste, dit Descat.

René apparaît chez Momar.

Les mains croisées devant la poitrine.

Des gestes serrés et ronds.

Sourire mince.

Compliments prudents de la femme au foyer.

Aucune réflexion.

Maintenant, le nouveau René est complètement là.

L'ancien, je ne le retrouve plus.

Le révolutionnaire est devenu un chanoine.

Leonore raconte l'histoire d'un cinéaste italien qui est arrivé au pinth et a expliqué exactement aux patients ce qu'ils devaient faire dans son film pour représenter les malades dans le pinth.

Il avait parlé sans interruption.

Hubert Fichte: Votre voyage en Casamance était aussi pour les rites d'excision.

Momar Guèye: Un collègue allemand et moi avons visité les régions des Mandingue et des Diola.

- La collègue était-elle satisfaite de ses excisions?

- Très.

Elle a trouvé que la réalité était tout à fait différente des traités sur l'excision.

Les ethnologues européens rencontrent des intellectuelles africaines en Afrique qui leur imposent leurs points de vue; mais ce n'est pas le point de vue de ces femmes qui sont vraiment touchées par l'excision. Celles-ci croient qu'il ne faut pas parler de l'excision, qu'il ne faut rien y changer.

Si beaucoup de femmes dans une certaine tribu ont subi cette opération, les autres se sentent frustrées. On les exclut de certaines affaires. Elles sont traitées comme un jeune homme qui n'a pas été circoncis.

L'excision est entourée de certains rites d'initiation; une femme qui n'est pas passée par là n'est jamais intégrée dans le milieu adulte; aucun homme ne voudrait l'épouser.

- Vous avez également défendu ce point de vue lors d'une conférence médicale.

- C'était une conférence sur la contraception

Les excisions labiales etc. sont-elles très fréquentes dans la ville de Dakar?

-Non.

Pas chez les Wolof.

Chez les Mandingue, oui, aussi à Dakar.

Je connais une famille à Dakar qui pratique l'excision.

Mais il y a des femmes ici à Dakar qui refusent ces pratiques.

Une mère dit à la grand-mère:

Je ne veux pas que ma fille soit excisée.

- Comment trouves tu ça, en tant qu'Africain:

D'abord la grande excitation en Europe au sujet de l'excision et maintenant les psychanalystes qui trouvent des excuses pour excision labiale?

- Il est difficile de juger quelque chose avant de connaître toutes les motivations.

Rationnellement, il n'y a aucune raison pour les excisions. Scientifiquement, on ne peut pas défendre l'excision; au contraire, il peut y avoir un certain nombre de complications, des hémorragies à la naissance, etc.

Le sens profond de l'excision est probablement celui d'un rite d'initiation, au cours duquel certaines connaissances sont transmises aux filles.

- Êtes-vous choqué par l'idée d'excisions labiales?

- Si on entend en parler depuis l'enfance, alors ça devient quelque chose de normal.

J'appartiens à un groupe ethnique dans lequel l'excision n'est pas pratiquée.

Mais dans mon quartier, des Mandingues vivaient là où elle était pratiquée.

C'était normal pour moi, comme la circoncision des garçons.

Jusqu'à récemment, je n'avais pas réfléchi sur le problème.

Ce n'est que lorsque j'ai commencé à étudier la médecine que j'ai commencé à me poser des questions.

Je ne crois pas qu'on puisse voter une loi contre elle et qu'ensuite les excisions cessent d'un coup.

Elles disparaîtront lentement comme beaucoup d'autres choses en Afrique aussi.

- Êtes-vous sûr?

Pensez à la loi islamique, la charia, qui, s'impose de nouveau de manière grave, amputations de main, amputations de pied, récemment, comme une punition, les mains d'un condamné ont été mises en pièces au Soudan.

- Ce sont principalement des motifs religieux.

Je ne crois pas que la religion dicte l'excision.

- N'est-elle pas exécutée par un prêtre?

-Non.

Une personne qui a atteint un certain âge et qui est habile.

Une femme qui appartient à une certaine caste effectue l'excision.

- Quelle caste?

- La grande famille des forgerons.

On désigne aussi l'excision par l'expression:

Ma fille s'est assise sur le fer.

- C'est presque comme une défloration rituelle par le dieu du fer, Ogum. Nous avons parlé de la menace de castration chez les hommes qui coïncide avec l'idée de la circoncision - par exemple, les filles sont-elles menacées d'excision labiale comme punition des transgressions sexuelles?

- Je n'ai jamais entendu ça.

- Ce n'était pas un sujet pour le psychanalyste?

La peur excessive des filles?

Au fait, est-ce que votre collègue parle Mandingue?

-Non.

Elle ne parle aucune langue africaine.

Elle fait appel à un traducteur lors de ses recherches.

- Quelles langues africaines maitrises-tu?

- Je ne parle bien que le Wolof.

- Dans quelle langue rêves-tu?

- Je rêve en français.

Je pense en français.

C'est dans cette langue que s'expriment trois cents ans de colonisation. Etant élèves, nous étions obligés de porter un collier avec une petite pierre autour du cou quand nous avions parlé à Wolof, et ainsi on nous battait.

Cancans

- L., directeur de la société psychanalytique à P., était tellement habitué à encaisser de l'argent à chaque séance qu'il essayait d'exiger d'un étudiant, qui lui dispensait un cours d'anglais, un honoraire à la fin de l'heure.

- Professeur Dr. C., chef du Département de psychiatrie en F., s'est asphyxié avec une pilule, il est décédé d'une intoxication médicamenteuse, il s'est suicidé.

- Professeur Dr. D. revint des funérailles avec un visage défiguré et, depuis lors, il a une paralysie faciale.

- Il en existe d'autres versions tout à fait différentes.

B. a, oui, comme on dit, … l'argent qui a été financé par des entreprises pharmaceutiques pour un congrès des psychiatres.

H. continuait d'inviter ses amis, après un accident vasculaire cérébral, à effectuer des vols dans son avion privé.

En atterrissant à St. Louis, il oublia de sortir le train d'atterrissage.

- Professeur Dr. J., chef du Département de psychiatrie en A., publie des articles qui sont en dessous du niveau d'un élève de l'école primaire.

- Dr. M. ne s'intéresse pas du tout aux malades mentaux ; il se sert uniquement du département de psychiatrie comme tremplin pour accéder à l'Organisation Mondiale de la Santé.

- Professeur Dr. C. s'est plaint des couvertures médiatiques de H. F. auprès de l'ambassade d'Allemagne, et tente d'empêcher la publication de son article.

- L'ambassade d'Allemagne a répondu : oui, que dois-je faire dans ce cas ; dans mon pays, la liberté de la presse existe.

- Madame M. affirme que F. aurait confondu une photo d'une opération du larynx avec celle d'une opération du cerveau.

- R. n'est pas encore capable de parler une seule langue africaine, après dix ans de service pour l'aide au développement.

- Lorsque C. a appris que son mandat en tant que coopérant a expiré, il a eu des furoncles l'un après l'autre.

- Madame Y. revient, pendant sa vieillesse, complètement à l'oral. Durant les recherches qu'elle a menées sur l'excision labiale, elle a refusé de goûter à la nourriture des Africains, et se nourrissait essentiellement de pschitt.

Ragots

Les ragots ne sont certainement pas la vérité.

Ils ne sont pas non plus des mensonges.

Aucun psychologue ne peut nier le fait qu'ils constituent un discours.

Les ragots sont à la fois faux et vrais – ils sont une vérité subjective.

Font-ils partie des maladies mentales ?

Sont-ils une forme de thérapie ?

Sont-ils psychanalytiques ?

Dialectiques ?

Révolutionnaires ?

Il n'y a nulle part autant de ragots qu'au département de psychiatrie de Fann.

Ragots des soi-disant malades.

Ragots des familles des malades.

Ragots des infirmiers, des assistants sociaux, des étudiants.

Ragots des professeurs.

Ragots des médecins.

Ragots des fonctionnaires.

Ragots du directeur, du ministre, du président de la république.

Ragots des coopérants, des traducteurs, des informateurs, des grandes gueules, des représentants pharmaceutiques, des journalistes, des photographes, des cinéastes, des ambassadeurs, des philosophes, des N'Dœpkat, des saints, des criminels et des voleurs.

Et j'en passe.

Ragots de tous sur tout.

Ragots sur des ragots.

Ragots.

Le système de la psychiatrie moderne et de la psychanalyse est-il tellement sclérosé qu'il ne peut être rompu qu'à l'aide de ragots ?

Les fondateurs de la psychiatrie européenne en Afrique apparaissaient comme des demi-dieux.

Ils sont venus avec les privilèges de l'empire colonial français.

En leur qualité de psychanalystes, ils avaient la possibilité de réfuter toute incertitude relative à leur démarche, en invoquant l'inconscient, les complexes de leurs critiques, les régressions et les refoulements.

L'activité des médecins leur confère les bénédictions d'une vision du monde scientifique ainsi que des pouvoirs juridiques, voire policiers.

Avec l'ethnologie et l'anthropologie poétique, ils étaient dans l'air du temps.

En tant que structuralistes, ils disposaient de façon synchronisée du monde et de la psyché.

En tant que marxistes, ils étaient dialectiques.

Jamais quelqu'un n'a été aussi souverain qu'eux.

Les demi-dieux se sont effondrés.

On les a accusés de malhonnêteté, de brutalité, de vulnérabilité et de charlatanerie, lors d'un règlement de compte général.

Mais que deviendront les malades mentaux, abandonnés par leurs familles et errant dans les grandes villes africaines ?

Doit-on – malgré les critiques – oublier les milliers de malades dont la misère a été soulagée par la psychiatrie de Fann, la soi-disant Ecole de Dakar.

Il convient de garder à l'esprit, ce que les neurochirurgiens africains et européens à Fann, Abidjan, pour n'en citer que ces deux-là, ont réalisé dans des conditions difficiles.

Jeudi, le 28 février 1985

Repas avec Léonore et Karim

Un repas exotique.

Il s'est procuré de petits homards minuscules et chacun d'entre eux cuit de façon différente.

L'un grillé.

L'un avec des tomates.

L'un grillé et accompagné d'une sauce épicée.

Arrosé de Laurent Perrier.

Mais, il ne boit pas.

Musulman.

Et il n'aime pas le homard.

C'est ainsi que nous célébrons de manière luxuriante nos adieux, pendant qu'il savoure sa salade de fruits.

Il parle de sa vie.

Il a étudié le droit à Bordeaux.

Le droit fiscal.

Il savait qu'il devait avoir des connaissances sur le vin, s'il voulait y faire valoir quelque chose.

Il se fit une cave spéciale.

Avec Margaux etc.

Sans avoir jamais dégusté un seul vin.

Il étudie à peine, parce qu'il est constamment derrière n'importe quelle jeune fille, au lieu de se rendre à l'université.

Il croit en son bonheur surnaturel.

Aux examens, il tombe toujours sur le droit de la mer qu'il maitrise.

Il rêve de […] et puis un jour, sa mère l'appelle du Liban.

Il veut s'installer prochainement au Liban en qualité de percepteur des impôts.

Il ouvre en même temps un cabinet juridique qu'il laisse diriger par ses employés, et ensuite un petit restaurant.

Auparavant, il y avait la guerre au Liban, mais les gens y vivaient, faisaient du commerce, et se cachaient lorsqu'il y avait des tirs.

La livre libanaise était stable.

Maintenant, la livre est fragilisée.

Les prix sont en hausse.

Troubles sociaux.

Maintenant, les choses s'empirent.

Karim souffre de savoir que la relation avec la jeune fille

ne dure que 14 jours.

Je suis complètement détraqué.

L'année dernière, il était en Europe.

Partout, seulement deux jours.

Récemment, il appelait toutes ses amies Michèle.

Jusqu'ici, il n'a eu des relations qu'avec des hommes.

A voile et à vapeur.

Mais, Habib dit qu'il prenait de temps en temps de mes nouvelles.

Annexe

En 1980, un petit livre a été publié aux Édition Qumran, à Francfort-sur-le-Main, avec le titre Les peintures murales de Papisto Boy à Dakar, dans lequel Hubert Fichte a écrit un texte introductif intitulé Je vous prie de construire des murs, afin que Pap Samb puisse les peindre ! Cette introduction est reproduite ici, en complément aux entretiens que Fichte a eus avec Pap Samb, alias Papisto Boy, à Dakar (voir pp. 84-110).

Hubert Fichte

Je cherche de manière pressante des murs sur lesquels Pap Samb peut peindre

Pap Samb, surnommé Papisto Boy, vit à Bel Air, dans la banlieue de Dakar, depuis que je le connais.

Il habite dans une cabane recouverte de coupures de magazines.

L'une de ses voisines fait la cuisine pour lui.

Il se ravitaille en eau dans le du cimetière sis à côté.

Pap Samb est âgé de 27 ans.

Sa famille forme des N'Dœpkat, des prêtres d'initiation des Sérères

Il doit participer aux frais de subsistance de sa mère et se nourrir lui et son fils « qui grandit un peu ».

Pap Samb écrit des poèmes en sérère, wolof, mandingue et soussou.

Il chante des chansons et joue des instruments qu'il lui-même a fabriqués, au Club des avocats, près de la mer.

Papisto Boy aime la peinture.

Papisto Boy a toujours voulu peindre.

En 1976, Papisto Boy a entièrement peint près d'une centaine de mètres de murs d'usines.

Il se servait de la craie, du charbon, du sable, des pierres, de la cendre et du calcaire.

Il produisait des dessins en lignes et des surfaces colorées, laiteuses, iridescentes, en frottant les colorants avec la paume de sa main - comme le faisaient chez nous les peintres de pavés dans les années 60, ainsi que les ancêtres de Pap Samb en Namibie, au Zimbabwe et en Tassili.

La signification des peintures rupestres de l'âge de pierre reste obscure; les motivations relatives aux peintures murales de Papisto Boy sont également méconnues.

Ses tableaux laissent découvrir une dense structure composée de figures, lettres, symboles: représentations divines, telles que Mami Ouata, Coumba Castel, le serpent noir, le tigre noir et des monstres.

Une autre couche représente « Le Sénégal d'hier ».

En outre, on y trouve des descriptions de la vie quotidienne, des paysans, des élèves de l'école coranique, de la naissance.

Des instruments: la hache, le mortier, surtout des instruments de musique, des masques.

Aussi – en contrepoint aux figures du panthéon sénégalais et de l'histoire – People in the News: « Le Grand Mao », Paul VI, le boxeur Mohamed Ali, Georges Pompidou. Les bandes dessinées sont représentées par Mickey Mouse.

Il y a, entretemps, une série d'éléments indistincts et inconscients: des cauris en forme de cœur, de vagin, en quelque sorte la vieille monnaie africaine, également une calebasse avec des yeux, souvent laiteux.

La grande muraille de Papisto Boy, en plus de son élégance et de sa maestria dans sa composition, sa coloration et sa peinture, était un atlas de l'âme, la peinture du contenu mental d'un jeune Africain pris entre la négritude et le néocolonialisme.

La saison des pluies de l'année 1976 a de nouveau effacé les peintures de Pap Samb.

Il n'en restait que des fragments à peine visible.

Il l'avait prévu.

Les restes, en forme de palimpseste, devraient lui servir de support pour les peintures de l'année prochaine.

Le propriétaire de l'usine retira au peintre l'autorisation de peindre les murs.

Papisto Boy est mieux connu à l'étranger, notamment en République Fédérale d'Allemagne qu'au Sénégal, grâce à ses articles et ses reproductions.

Toutefois, le succès commercial de son travail lui fait défaut.

A cause de l'interdiction, il lui est impossible de guider les touristes le long de son mur et de gagner sa vie.

Tableau, gouache, dessin le mettent à l'étroit.

En outre, Pap Samb s'oppose à la culture politique dominante, qui, dans le domaine de la peinture, reste toujours attachée à l'École de Paris.

L'importance des techniques de Papisto Boy et la nécessité de sa rémunération ne sont pas reconnues au Sénégal.

Les coopérants au développement et les psychiatres, les ethnologues et les poètes, les révolutionnaires et les enseignants d'Europe, d'Amérique, de la Chine et de la Russie auraient-ils fréquenté son école ?

Là, on bredouille encore quelque chose comme pulsion de mort et Œdipe africain – les imaginations de Pap Samb, soumises de nouveau au moi intérieur et à la compréhension bourgeoise de l'art, à l'environnement : le soleil, le vent, la pluie, les ordures, l'herbe et le sel, on n'échappe à la réalité.

Quand le socialisme sénégalais aurait-il quelques murs pour son peintre le plus important et ses incantations ?

Je le pense très sérieusement:

Je demande des murs aux poètes et aux cinéastes, au ministère de la culture, aux associations psychiatriques, aux instituts culturels, aux ambassades, aux propriétaires d'usine, aux propriétaires de maisons, aux logements sociaux, afin que Pap Samb puisse les peindre et que la saison des pluies les essuie, et qu'il n'en reste encore que quelques présages.

Des lignes pour de nouveaux tableaux de cet éminent peintre, et qu'il recommence à la prochaine saison sèche, Pap Samb, alias Papisto Boy, probablement encore le premier peintre de l'Afrique.

Remarques complémentaires par l'éditeur de la version originale allemande

Comme en attestent ses nombreuses études, les religions afro-américaines sont un modèle de vie pour Fichte. Par conséquent, le fait que l'Afrique soit au centre de ses préoccupations, quoique d'une manière différente, parce qu'il est confronté aux défis que posent les troubles de l'esprit, suffit à montrer l'ampleur du présent volume.

Le fait que Fichte désigne les gloses africaines sous le nom de Psyché, montre à quel point il tenait à s'engager dans une tradition certes oubliée, mais tout à fait significative. PSYCHE d'Erwin Rhodes, tout comme Culte de l'âme et croyances d'immortalité des Grecs (1890-1894), étaient ses ouvrages préférés, aussi bien de par leur thème que leur méthode de présentation. A propos du thème: tout comme Rhodes, Fichte s'est confronté aux pratiques religieuses n'ayant pas de définition conceptuelle : – la religion grecque, en tant que religion mise en évidence et non établie, n'a jamais donné une définition conceptuelle aux pensées et aux sentiments qu'elle détermine de l'intérieur et conçoit de l'extérieur. Dans les faits, elle s'est simplement présentée en pratiques religieuses ; elle n'a pas de livres religieux qui permettent de découvrir le sens le plus profond et la cohérence des pensées, dans lesquelles le Grec se mit en rapport avec les pouvoirs divins qui lui ont donné sa foi. – A propos de la méthode de présentation : comme le fait savoir Fichte lui-même, la démarche scientifique de Rhodes s'y laisse découvrir : – la simple représentation des manifestations externes que nous connaissons dans l'apparente froideur de leur effectivité vaut mieux que de chercher à la remplacer par des slogans modernes. – Et Fichte s'est essentiellement fondé sur la même conviction : – tout comme dans l'art ainsi que dans toute culture, ce qui est primordial ce n'est pas une description simple et appropriée, authentique et pertinente, mais plutôt la récompense au bout de tant d'efforts.

Ronald Kay

NOTE ÉDITORIALE DE LA VERSION ORIGINALE ALLEMANDE

I.

Après la démission de Torsten Teichert du comité éditorial en 1988, et la mort de Gisela Lindemann en 1989, Ronald Kay et Wolfgang von Wangenheim ont pris en charge l'édition de L'histoire de la sensibilité. Gisela Lindemann et Torsten Teichert se sont inspirés de trois documents de Fichte, pour concevoir leur plan d'édition : le plan de travail de 1984 (85), qui prévoyait XIX volumes ; « Ordre préliminaire à l'histoire de la sensibilité/ 1.1.1986 » ; le dernier document de Fichte, du 20 janvier 1986.

Ce plan d'édition de 1987, antérieur aux volumes, prévoyait d'intituler le volume XVI Afrique 1984. Cette démarche permettait à Gisela Lindemann et Torsten Teichert de suivre notamment l'« Ordre préliminaire à l'histoire de la sensibilité/ 1.1.1986 » de Fichte.

Sans mettre en cause les mérites des premiers directeurs de publication, les nouveaux éditeurs ont décidé de ne pas se conformer à cette démarche. L'édition ne peut se fonder que sur les derniers documents de Fichte au sujet de L'histoire de la sensibilité, datant du 20.2.1986. Les modifications apportées jusqu'ici par Fichte revêtent une importance fondamentale – notamment pour le présent volume.

Afin de comprendre les décisions prises par Fichte et l'importance qu'occupent ses textes, les documents du

1.1.1986 et du 20.2.1986 devraient être répertoriés et comparés dans leur transcription *.

a) Ordre préliminaire à l'histoire de la sensibilité

1.1.1986

I. Hôtel Garni

II. Eloge du trait

III. La seconde faute

IV. Un amour heureux

V. Gloses : Ancien Monde

VI. La place des pendus

VII. Explosion. Roman de l'ethnologie

L'homme sanglant

Dahomey 1975. Le marché de la magie à Bé.

Le peuple de Grenada

XV. Rapport de recherche

La ville noire

Afrique 1984

XVII. L'histoire des Nanã

XIX. Gare centrale d'Hambourg 1984

© Hubert Fichte

© Leonore Mau

Paraleipomena I.

Paraleipomena II.

Paraleipomena III.

b) Hubert Fichte

L'histoire de la sensibilité

I. Hôtel Garni, roman

II. Eloge du trait, roman

III. La seconde faute (publié seulement 30 ans après sa mort) Gloses

IV. Un amour heureux, roman

V. Gloses : Ancien Monde. Gloses

VI. La place des pendus, roman

VII. Explosion. Roman de l'ethnologie /

L'homme sanglant. Gloses	[…] marché de la magie
La ville noire. Gloses	Nyerere commente
Psyché. Gloses	Sénégal. Senghor Inter
Rapport de recherche, roman	Togo
L'histoire des Nanã, roman	Sénégal
Gare centrale d'Hambourg 1984, glossaire	Dahomey

Fin Sénégal

Dahomey

Burkina

Interview avec Winkler

Théophile

Paraleipomena I.
Paraleipomena II.
Paraleipomena III.
Les droits de reproduction sont
en possession de Leonore Mau,
ainsi que les droits de diffusion
St. Pauli, 20.2.1986

Comme on peut le voir, Fichte a explicitement écrit dans le document intitulé « Ordre préliminaire à l'histoire de la sensibilité / 1.1.1986 », le titre Afrique 1984, mais aussi le titre Dahomey 1975. Le marché de la magie à Bé. Par contre, dans le document du 20.2.1986, qui n'est plus qualifié de « préliminaire », mais directement intitulé L'histoire de la sensibilité, il précise son œuvre, sans pour autant évoquer le titre Afrique 1984 et sans le titre Dahomey 1975. Le marché de la magie à Bé.

Il est également évident qu'un nouveau titre intitulé Psyché, Gloses apparaît dans le même registre de titres, dans lequel les titres précités étaient représentés dans « Ordre préliminaire ». En outre, parmi les seize titres répertoriés, Psyché est le seul que Fichte a expliqué avec les indications : « […] marché de la magie / Nyerere commente / Sénégal. Senghor / Inter / Togo / Sénégal / Dahomey / Fin Sénégal / Dahomey / Burkina / Interview Winkler / Théophile ».

Si l'on considère les tapuscrits et les manuscrits regroupés sous les titres Dahomey 1975 et Afrique 1984, il est évident que leurs matériaux correspondent aux six dernières indications. Si, en raison de la coïncidence du titre Psyché, le texte du grand volume illustré PSYCHE / Approche de la maladie mentale en Afrique, rédigé par Leonore Mau et Hubert Fichte en 1985, est aussi pris en considération, il devient ainsi clair que les autres indications (excepté le deuxième et le troisième) se réfèrent à la collection de textes destinés à ce volume illustré. Avec les indications mentionnées en seconde et troisième position (« Nyerere commente / Sénégal, Senghor Inter »), Fichte se réfère à deux interviews qu'il a eues respectivement avec Julius K. Nyerere, président de la Tanzanie, et Léopold Sédar Senghor, président du Sénégal.

Dans le dernier document du 20.2.1986, Fichte note trois titres nettement distinct l'un de l'autre :

- Un premier titre numéroté respectivement au début, et de manière continue, en chiffres romains de I– VII.

- Un second bloc composé de six titres non numérotés.

- et un troisième comprenant les trois volumes de Paralipomena, numérotés à la fin de I à III, en chiffres romains.

En comparant cette dernière classification avec « Ordre préliminaire du l.l.1986 », on peut remarquer les similitudes suivantes:

- Ici aussi, Fichte divise les titres en trois blocs distincts;

- le premier bloc de titres, hormis quelques variantes importantes sous d'autres aspects, s'accorde avec les deux documents ;

- de même, le troisième bloc de titres – les trois Paralipomena – concordent avec les deux documents.

Cependant, des divergences se laissent observer entre les deux documents, bien qu'un registre de titres similaires concerne le second bloc :

- trois titres, à savoir le double titre Dahomey 1975. Le marché de la magie à Bé, ainsi que les titres Le peuple de Grenada et Afrique 1984, n'apparaissent plus dans le dernier document;

- dans « Ordre préliminaire du 1.1.1986 », la numérotation en chiffres romains est faite de façon intermittente et discontinue, XV. Rapport de recherche, XVII. L'histoire des Nanã, et finalement XIX. Gare centrale d'Hambourg 1984.

Si l'on connait le plan de travail de Fichte qui a précédé « Ordre préliminaire », qui – outre les trois Paralipomena – prévoit XIX volumes de L'histoire de la sensibilité, alors les chiffres romains intermittents se réfèrent à la conception des XIX volumes auxquels Fichte se conforme sans aucun doute.

Par contre, plus aucun chiffre n'apparaît dans les derniers documents de Fichte dans le deuxième bloc.

Deux autres documents soutiennent l'interprétation qui est faite du dernier document de Fichte :

- le 10.2.1986, Fichte a rédigé à l'hôpital portuaire de Hambourg les instructions suivantes, dans le but de publier L'histoire de la sensibilité :

« 1. Livraison 1-7 achevé et publié ensemble.

(...)

2. Livraison : les textes qui restent jusqu'à Gare centrale,

Cela inclut le volume Psyché avec des photos illustrées.

(...)

3. Livraison: les Paraleipomena

(...)

Je travaille encore sur le volume Afrique ».

- Dans une lettre écrite le 19.2.1986 aux éditions S. Fischer par Leonore Mau au nom de Hubert Fichte, il y est mentionné à propos du volume de textes illustrés PSYCHE, que Hubert Fichte et Leonore Mau avaient réalisé pour les éditions S. Fischer en décembre 1985, mais qui n'a pas pu être publié en 1986 : « Nous voudrions cependant vous demander de nous remettre immédiatement et en toute sécurité le matériau de textes illustrés, puisque Hubert a maintenant conçu "un tout nouveau ouvrage magnifique sur l'Afrique", à partir des textes "Psyché" et des "deux autres volumes de L'histoire de la sensibilité".

C'est au lendemain de la rédaction de cette lettre, le 20.2.1986, que Fichte a rédigé le dernier document à l'hôpital portuaire d'Hambourg, duquel il ressort :

- Fichte a rédigé ici les textes du volume illustré PSYCHE qu'il avait prévu d'intégrer dans le document du 10.2.1986, ainsi que ceux du volume Afrique qu'il avait promis d'écrire, tout comme les textes à travailler d'un second volume annoncé dans la lettre destinée à l'éditeur (voir Dahomey), afin de réaliser le « tout nouveau ouvrage magnifique » qui se rapporte à tous ses documents relatifs à l'Afrique et menant à l'unité du concept central Psyché – ainsi que des gloses qui lui sont associées.

Pour la première fois, Fichte marque ici, de façon constante, chacun des volumes de L'histoire de la sensibilité avec un terme générique. En dehors des trois Paralipomena, chaque titre apparaît ici soit avec l'appellation roman ou gloses ; les variantes dérivées de ces genres, telles que roman de l'ethnologie et glossaire apparaissent respectivement une fois. Le fait que Fichte ait saisi ici ce moment macrostructural, montre qu'il s'agit pour lui de compléter la conception globale de son œuvre.

- En le subdivisant en trois blocs de titre, Fichte a classé le volume de L'histoire de la sensibilité en trois unités qui se réfèrent en même temps aux livraisons prévues : la série I–VII, la série n'appartenant pas à la numérotation et les Paralipomena.

- Au-delà du processus purement créatif, notamment dans la perspective d'une publication à titre posthume, Fichte achève ici la conception de L'histoire de la sensibilité. Puisqu'elle représente la dernière volonté de l'auteur, elle est impérative à tous les égards. Le fait qu'il ait écrit le document du 20.2.1986 comme un legs, montre également, à la différence de l'« Ordre préliminaire », qu'il ne figure plus dans la notice de copyright, mais qu'il concède exclusivement les droits à Leonore Mau.

Il est incontestable que Fichte ait renoncé à beaucoup de ses idées sur L'histoire de la sensibilité – mais quel auteur ne le fait pas pour chacun de ses ouvrages, et quelle œuvre n'est-elle pas la sépulture de toutes celles qui l'ont précédé? Il est aussi vrai, et cela est pertinent, qu'il s'est efforcé, en sachant que sa mort s'approchait, de saisir l'état actuel – fruit de douze ans de labeur – de L'histoire de la sensibilité dans sa finalité et sous une forme qui réponde à ses exigences, en réalisant effectivement, durant ses dernières semaines, ce qui pour lui faisait défaut – c'est-à-dire la version définitive d'Explosion. Roman de l'ethnologie.

Ce qu'il faut souligner par souci de clarté, c'est que la disposition testamentaire de Fichte est une spécification de la conception globale, dans laquelle l'inventaire définitif et la composition de chaque volume de L'histoire de la sensibilité, ainsi que la désignation de leurs genres, y trouvent à la fois leur expression. Le fait que quelques-uns de ces volumes ne fussent pas prêts à être imprimés, le jour de sa mort, ne porte en aucun cas atteinte à la validité de la conception globale.

II.

Comme nous l'avions déjà évoqué à l'entame de notre propos, les termes clés notés dans le dernier document de Fichte, à la suite de Psyché et Gloses se réfèrent à:

(a) la collection produite en 1985 et destinée au volume illustré PSYCHE / Approche de la maladie mentale en Afrique, comprenant des textes de 1974 à 1985;

b) les interviews réalisées en 1973 avec Julius K. Nyerere, et en 1974 et 1976 avec Léopold Sédar Senghor;

c) Les notes achevées en janvier 1979, Les gouttes tombent dans la forêt tropicale brumeuse, qui retracent le voyage au Dahomey en 1975, etc.

d) les documents de l'ouvrage Afrique rédigés en 1985 à la suite du voyage qu'il a effectué du 10.12.84 au 28.2.85.

Ces matériaux constituent la base du présent volume – dans un ordre qui reflète en général la dernière disposition testamentaire de Fichte et un certain ordre chronologique.

Aussi bien les textes de l'ouvrage Dahomey 1975 que ceux de l'Afrique 1984/85 étaient presque terminés: Fichte a ensuite inséré et ajouté du matériel manuscrit à certains endroits des deux tapuscrits. Les deux modèles de textes ont été repris comme tels, après avoir été décryptés et transcrits:

Les textes destinés au volume PSYCHE étaient prêts. Ils ont été également repris comme suit :

Les entretiens effectués en 1985 avec Assane et Momar Gueye figurent aussi bien dans le texte Notes sur l'Afrique que dans la collection de textes du volume illustré PSYCHE. Dans le premier, ils sont reproduits en suivant systématiquement la chronologie du séjour; dans le second, ils y apparaissent aussi de façon cohérente, comme la fin des entretiens menés de 1974 à 1985 à Fann. La longueur des textes ne permettait pas de les reproduire dans ce volume déjà important. Il semblait donc logique de les laisser là où ils sont indispensables (Afrique) et de les extraire du chapitre Thanatos et prime tropicale, avec un renvoi aux différentes parties où ils peuvent être consultés dans ce chapitre. Le procédé était différent avec le passage Ragots qui était intégré aussi bien dans les modèles de textes que dans les deux textes déjà évoqués. Leur brièveté permet de les insérer dans les deux endroits: Juste après le début et juste avant la fin du présent volume, dont ils forment en quelque sorte l'accord du début et de la fin.

Dans le volume illustré PSYCHE, chaque entretien apparaît – respectivement avant et après une série de photos – sous le titre Entretiens à Fann. Cependant, dans un tapuscrit séparé, qui a servi ici de modèle, Fichte a donné aux Entretiens à Fann le titre Thanatos et prime tropicale, en y ajoutant quelques lignes en guise d'introduction et le passage Ragots.

En plus des entretiens avec le peintre Pap Samb (voir chapitre Thanatos et prime tropicale), le texte que Fichte a écrit sous le titre Je vous prie de construire des murs, afin que Pap Samb puisse les peindre, éditions Qumran, Francfort-sur-le-Main 1980, a été reproduit en annexe ; texte revu et réédité aux éditions Schuber sous le titre Les images murales de Papisto Boy à Dakar.

L'une des deux premières parties des notes conclusives de Psyché / Approche de la maladie mentale en Afrique, Un N'Dœp et Un rituel étrange ne fait pas partie du corpus de textes qui composent à part le volume illustré PSYCHE: Ils y apparaissent sans titre à la fin des commentaires d'images. Etant donné que les textes, en tant que commentaires détaillés, ont nettement les caractéristiques des gloses, ils semblaient être indispensables à l'ensemble du volume. Afin de les concilier avec la présentation des autres chapitres, on leur a donné un titre entre crochets.

Dans le document du 20.2.1986, Fichte a inséré dans le registre des termes clés correspondant aux textes du volume illustré PSYCHE, les mentions « Nyerere commente / Sénégal. Senghor Inter[view] ». Les entretiens auxquels renvoient ces notes ont été intégrés dans l'annexe de la première partie du volume, afin de laisser intact l'ordre des textes établi par Fichte dans le volume illustré.

Lors du décryptage des notes manuscrites jointes aux tapuscrits Les gouttes tombent dans la forêt tropicale brumeuse et Afrique, il n'était pas possible à quelques endroits de s'assurer du sens de certains mots. Les crochets – [...] – caractérisent ces mots dont le sens reste incertain. Sans Leonore Mau et sa connaissance de l'écriture manuscrite de Fichte ainsi que des thèmes abordés, il n'aurait pas été possible de comprendre le sens des mots.

Les crochets indiquent ultérieurement les données insérées par l'éditeur. Les textes ont été conçus en fonction des tapuscrits et des manuscrits de Fichte, en tenant compte de son orthographie et de sa ponctuation. Seuls les noms de lieux et de personnes ont été corrigés. Les interviews avec Léopold Sédar Senghor ont été réalisées dans la « période » du 8.10.1976. Les Notes sur un village psychiatrique suivent la version révisée, parue dans le petit livre de Fichte Psyché / Remarques sur la psychiatrie au Sénégal, 1980, éditions Qumran, Francfort-sur-le-Main. Dans son dernier document du 20.2.1986, Hubert Fichte confère le titre Psyché aux volumes de L'histoire de la sensibilité n'appartenant pas à la numérotation. La même forme d'indexation a été respectée ici.

Wuppertal-Barmen, Juin 1990

Ronald Kay

NOTE DES TRADUCTEURS

Il arrive dans le texte d'origine que l'auteur utilise indifféremment des termes en minuscules ou en majuscules, des termini orthographiquement non identiques. Les traducteurs ont préféré respecter ce choix pour rester fidèles au texte d'origine.

Structures éditoriales du groupe L'Harmattan

L'Harmattan Italie
Via degli Artisti, 15
10124 Torino
harmattan.italia@gmail.com

L'Harmattan Hongrie
Kossuth l. u. 14-16.
1053 Budapest
harmattan@harmattan.hu

L'Harmattan Sénégal
10 VDN en face Mermoz
BP 45034 Dakar-Fann
senharmattan@gmail.com

L'Harmattan Cameroun
TSINGA/FECAFOOT
BP 11486 Yaoundé
inkoukam@gmail.com

L'Harmattan Burkina Faso
Achille Somé – tengnule@hotmail.fr

L'Harmattan Guinée
Almamya, rue KA 028 OKB Agency
BP 3470 Conakry
harmattanguinee@yahoo.fr

L'Harmattan RDC
185, avenue Nyangwe
Commune de Lingwala – Kinshasa
matangilamusadila@yahoo.fr

L'Harmattan Congo
67, boulevard Denis-Sassou-N'Guesso
BP 2874 Brazzaville
harmattan.congo@yahoo.fr

L'Harmattan Mali
Sirakoro-Meguetana V31
Bamako
syllaka@yahoo.fr

L'Harmattan Togo
Djidjole – Lomé
Maison Amela
face EPP BATOME
ddamela@aol.com

L'Harmattan Côte d'Ivoire
Résidence Karl – Cité des Arts
Abidjan-Cocody
03 BP 1588 Abidjan
espace_harmattan.ci@hotmail.fr

L'Harmattan Algérie
22, rue Moulay-Mohamed
31000 Oran
info2@harmattan-algerie.com

L'Harmattan Maroc
5, rue Ferrane-Kouicha, Talaâ-Elkbira
Chrableyine, Fès-Médine
30000 Fès
harmattan.maroc@gmail.com

Nos librairies en France

Librairie internationale
16, rue des Écoles – 75005 Paris
librairie.internationale@harmattan.fr
01 40 46 79 11
www.librairieharmattan.com

Lib. sciences humaines & histoire
21, rue des Écoles – 75005 paris
librairie.sh@harmattan.fr
01 46 34 13 71
www.librairieharmattansh.com

Librairie l'Espace Harmattan
21 bis, rue des Écoles – 75005 paris
librairie.espace@harmattan.fr
01 43 29 49 42

Lib. Méditerranée & Moyen-Orient
7, rue des Carmes – 75005 Paris
librairie.mediterranee@harmattan.fr
01 43 29 71 15

Librairie Le Lucernaire
53, rue Notre-Dame-des-Champs – 75006 Paris
librairie@lucernaire.fr
01 42 22 67 13